临床肿瘤诊疗方法与实践

主编 訾华浦 等

吉林科学技术出版社

图书在版编目（ＣＩＰ）数据

临床肿瘤诊疗方法与实践 / 訾华浦等主编. -- 长春：
吉林科学技术出版社，2022.4
ISBN 978-7-5578-9539-6

Ⅰ.①临… Ⅱ.①訾… Ⅲ.①肿瘤－诊疗 Ⅳ.
①R73

中国版本图书馆 CIP 数据核字 (2022) 第 118196 号

临床肿瘤诊疗方法与实践

主　　编	訾华浦 等
出 版 人	宛　霞
责任编辑	练闽琼
封面设计	猎英图书
制　　版	猎英图书
幅面尺寸	185mm×260mm
开　　本	16
字　　数	179 千字
印　　张	7.25
印　　数	1—1500 册
版　　次	2022年4月第1版
印　　次	2022年4月第1次印刷

出　　版	吉林科学技术出版社
发　　行	吉林科学技术出版社
地　　址	长春市南关区福祉大路5788号出版大厦A座
邮　　编	130118
发行部电话/传真	0431-81629529　81629530　81629531
	81629532　81629533　81629534
储运部电话	0431-86059116
编辑部电话	0431-81629510
印　　刷	廊坊市印艺阁数字科技有限公司

书　　号	ISBN 978-7-5578-9539-6
定　　价	48.00 元

前　言

　　人类与疾病斗争的漫长过程中成果辉煌，即便是对曾经被认为绝症——癌症的治疗也取得了令人欣喜的成绩。如今，很多癌症通过手术、放疗、化疗等综合治疗可以得到有效改善。但是，癌症的发病率和死亡率仍在持续上升，治疗效果还不尽如人意，抗击癌症仍是任重而道远。随着人们对健康的愈加关注以及许多关于肿瘤诊治的新理论、新知识的不断涌现，使肿瘤临床诊疗与创新的发展愈加迅速。工作在临床一线的广大医务人员急需更多地了解和掌握有关肿瘤诊治的新理论、新观点、新技巧，以便更加出色地完成肿瘤疾病相关的医疗工作。

目 录

第一章　肿瘤的放射治疗

第一节　治疗患者的纲要（基本原则）

一、肿瘤患者的治疗

（1）治疗恶性肿瘤患者的最合理的方案是综合治疗，包括手术、放疗和化疗。

（2）放射治疗（以下简称"放疗"）医师的作用是评估与患者、肿瘤相关的所有情况，系统地了解诊断和分期，并且和其他肿瘤医师一起讨论，以决定最佳的治疗策略。

（3）放射肿瘤学是临床医学和自然科学相结合的学科，它使用电离辐射治疗肿瘤（和其他疾病）患者，研究放疗中的生物学和物理学机制，以及这个领域的职业培训。

（4）放疗的目的就是将精确的剂量给予特定的肿瘤体积上，而对周围正常组织损伤最小。

二、放疗过程

开始放疗前应该明确治疗目的。

（1）根治性：合理治疗后患者可能长期生存；虽然不希望出现副作用，但治疗后可以有一些可接受的副作用。

（2）姑息性：没有超过一定时限的生存希望。需要通过治疗来解决一些不适症状。需要相对高的放射剂量（根治剂量的75%～80%）来控制肿瘤，以使患者能够生存一定时限。

三、放疗处方的基础

（1）肿瘤范围（分期）的评估，包括诊断方法的评估。

（2）疾病的病理学知识。

（3）确定治疗目的（根治治疗还是姑息治疗）。

（4）选择合适的治疗方法（单独放疗，或放疗和手术联合，或放疗和化疗联合），还是放疗和手术及化疗联合。

（5）根据解剖位置、病理类型、分期、潜在的区域淋巴结侵犯（和其他肿瘤特征），以及区域内包含的正常组织来决定合理的照射剂量和照射体积。

（6）评估患者的一般情况，定期评估患者对治疗的耐受程度、肿瘤治疗效果及正常组织反应。

（7）放疗医师必须和物理师、治疗计划工作人员及剂量工作人员一起合作，以保证实际工作中的治疗计划设计的准确性和性价比。

（8）最终的治疗决定、治疗技术的实施、治疗的结果都由放疗医师来负责。

（一）放疗计划

（1）根据需要治疗的肿瘤类型，开始的肿瘤克隆数、病变侵犯范围，以及在总的治疗计划中是否包括其他治疗方法［如手术和（或）化疗］，为取得不同的肿瘤控制率给予不同的照射剂量。

（2）国际辐射单位和测量委员会50号和62号报告给出了以下的治疗计划体积的定义：①肿瘤

体积（GTV）：所有已知的肿块病变，包括不正常的区域肿大淋巴结。为了确定 GTV，需要用合适的 CT 窗宽和窗位来确定认为是潜在的肿块的最大体积。②临床靶体积（CTV）：覆盖 GTV 再加上潜在的隐藏的显微镜下病变区域。③计划靶体积：CTV 周围外放一定边界以考虑到靶区内移动、治疗过程中器官的运动（如呼吸运动）及治疗摆位误差。这些不包括治疗机器的射线特征变化。

（3）治疗射野必须能足够地覆盖所有治疗的体积，还包括射线物理特性的边界，如射线半影。

（4）要使用模拟来精确地确定靶区体积和敏感器官，并记录下射野形状和需要照射的靶体积。

（5）治疗辅助部分（如挡块、模型、面罩、固定装置、补偿器）在治疗计划设计和给予理想的剂量分布中非常重要。重新定位及固定装置是非常关键的，因为有效的放疗就是精确地打击克隆源性肿瘤细胞。

（6）有时使用简单的治疗技术而不是昂贵的复杂的治疗技术，它也可给予可接受的剂量分布，但它在每天的治疗中边界误差更大。

（7）使用射野（定位）胶片或在线（电子射野）图像验证设备来定期地校准精确度，它可以是二维（如射野胶片）或三维（如机器上的 kV 级或 MeV 级锥形束 CT）系统。射野定位误差可以系统性地发生，也可以随机地发生。

（二）三维治疗计划

（1）CT 模拟可以更准确地确定靶体积和关键正常组织的解剖，三维（3D）治疗计划优化了剂量分布，并可以在图像上验证照射体积。

（2）计算机技术的进步可以进行精确和实时计算，三维放射剂量分布和剂量体积直方图的显示使得肿瘤侵犯范围、靶体积的界定、正常组织的界定、治疗的虚拟模拟、数字重建胶片的产生、治疗射野和辅助部分的设计、3D 剂量分布的计算、剂量优化及治疗计划的关键评价提供了相关信息。

（3）剂量体积直方图在评定几个治疗计划的剂量分布和提供一个完整的 3D 剂量模型，以及显示靶体积或关键组织接受超过特定剂量的数量上非常有用。

（4）3D 治疗计划系统在治疗验证中扮演一个重要角色。基于连续的 CT 扫描数据的数字化重建胶片可产生一个用于射野定位及与治疗野胶片对比来验证治疗几何数据的模拟胶片。

（5）治疗计划复杂性的增加不仅需要患者摆位和体位固定精确，而且需要射野验证技术。几个实时、在线的验证系统允许在照射过程中监测照射区。

（6）计算机辅助用于治疗的机器（包括机架和治疗床）的位置参数进行的 3D 放疗计划的数据整合可能减少定位误差，提高照射的准确性和有效性。

（三）调强放疗

（1）调强放疗（IMRT）是一个比较新的 3D 治疗计划和适形照射治疗，通过复杂的正向或逆向治疗计划优化给予不规则形状靶体积的剂量，从而形成多个光子线的调强。

（2）逆向计划是给予一个理想的剂量分布，通过试验、误差或多次重复（模拟试验），可得到所需要的射线特性（流畅的外形）。它产生的接近理想剂量定义为由二维数据堆积成的三维投影阵列的剂量。

（3）进行 IMRT 有以下方式：①步进式，它需要直线加速器和多叶光栅准直器，把每一个治疗野分为一群小的子野。根据治疗前的设定，每次治疗一个子野。一个子野治疗结束以后，关闭射线，MLC 的叶片为下一个子野重新摆位，再产生射线。②电脑控制的动态 IMRT 是治疗患者时，加速器机架围绕患者改变位置的同时 MLC 改变射野形状。③在螺旋断层放疗中，当治疗床通过一个环形机架纵向移动患者时，一个光子扇形线束连续地绕着患者旋转。环形机架还可以验证螺旋治疗的过程；CT 扫描仪的几何形状使得断层扫描过程很可靠地完成。剂量重建是断层治疗的关键步骤；治疗探测器的示波器计算出患者吸收的实际剂量。在螺旋断层放疗中 MLC 的长度是临时调节或平均分配，因为它不像常规 MLC 用马达驱动铅多叶光栅缓慢移动发出射线，而是由空气传动装置快进快出。④IMRT 系统的机械手，赛博刀包括一个能量至少为 6MeV 的电子直线加速器，一台活动自如的机械手和安装在天花板上的 X 线相机，以获得在治疗过程中近乎实时的患者的位置和照射靶区的信息。

（4）大多数 IMRT 系统使用 6MeV X 线，但有些部位为了减少皮肤和表浅组织剂量，需要使用 8～10MeV X 线。

四、肿瘤控制率

（1）不同剂量水平的照射根据组织学及肿瘤细胞克隆源性细胞数，产生不同的肿瘤控制率。大量的不同肿瘤的剂量效应曲线已经公布，高剂量照射产生更好的肿瘤控制率。

（2）随着剂量的增加，一定比例的细胞被消灭；总的生存的细胞数与开始时的细胞数及每一次剂量消灭的细胞数成比例关系。

（3）对于亚临床病灶（存在的肿瘤细胞数太少而不能被临床发现，甚至显微镜下也不能发现），40～50Gy 可以控制 90% 以上的患者病变。

（4）微小病灶（如在手术边缘）不是亚临床病变；细胞数达到 $10^6/cm^3$ 或更多，就需要病理学家来检测。这些病变必须给予更高剂量的照射（如 6～7 周内 60～65Gy）。

（5）对于临床可以摸到的肿块，需要照射 65Gy（T_1 肿瘤）到 75～80Gy 或更高的剂量（T_4 肿瘤），照射方法 5 次/周，每次 1.8～2.0Gy。

（6）补量就是对残留病灶通过小野给予的附加剂量。给予补量照射可以取得与亚临床病灶照射相似的控制率。

（7）肿瘤中心有更多的克隆源性细胞（大概是乏氧），通过照射野的逐渐缩小（即缩野技术）给予更高的剂量相反，周边区域如细胞氧合好，需要很小的剂量就可以消灭肿瘤。

五、正常组织的效应

（1）根据总剂量、分次方案（每日剂量和总照射疗程）、照射的体积等相关因素的影响来决定电离辐射引起正常组织的不同改变。

（2）在一些器官中观察到更高的耐受剂量（TD），根据更精确的治疗计划、放疗方法及更精确的治疗损害的评估，强调了信息更新的重要性。多个器官的耐受曲线已经公布。

（3）TD5/5 是引起特定器官或器官系统在 5 年内不超过 5% 的严重并发症的发生率。

（4）在大多数可治愈的肿瘤中，中到重度严重并发症的发生率在 5%～15% 是可以接受的。

（5）根据照射剂量和靶体积附近的危险器官，轻一点的治疗并发症可发生于 20%～25% 的患者。

（6）基于观察时间的不同，辐射效应可分为：急性（最初 6 个月）、亚急性（第 7～12 个月）或慢性。总的表现取决于细胞动力学成分（如慢或快更新）和给予的剂量。

（7）根据它们的组织结构和功能亚单位，器官被分为串行（如脊髓，它们节段性损伤造成器官远侧功能缺失）或并行（如肺、肾，它们节段性损伤由邻近的未受损伤的节段代偿恢复）。

（8）放疗联合手术或不同的化疗药物常常改变了正常组织对一定剂量照射的耐受性，可能需要在治疗计划和照射剂量上做一些调整。

（9）辐射防护剂（如阿米福汀）提高了一些正常组织对一定剂量照射的耐受性，也就减少了潜在的治疗相关的损害（如头颈照射肿瘤患者的口干或肺癌和食管癌患者的放射性肺炎）。

六、治疗比（增益）

（1）一个理想的照射剂量是肿瘤控制率最高而正常组织并发症（治疗损害）最少。

（2）肿瘤控制率和治疗并发症曲线越背道而驰，治疗增益比越高。

七、时间剂量因子

（1）分次放疗延长治疗疗程可减少急性反应，因为早反应组织可以补偿性增殖。

（2）延长治疗疗程可减少早期急性反应，但不能减少正常组织晚期反应。而且，它会使肿瘤快速增殖，不利于患者。

（3）对于短的潜在倍增时间的肿瘤总的治疗疗程时间以少于 6 周为好。增殖更慢的肿瘤可以延长总治疗疗程。

（4）晚期损伤主要与照射分次剂量相关（而不是总的治疗疗程时间）。

（一）延长总治疗时间、肿瘤控制和并发症

（1）在疗程超过 4 周时，为保证一定的肿瘤控制率，总的照射剂量需要增加，是因为有存活细胞的再群体化。Withers 等预计，治疗中断 1 天需增加 0.6Gy。Taylor 等预计，对头颈鳞癌，每延长 1 天需增加超过 1Gy。

（2）放疗肿瘤学组（RTOG）报道，头颈、宫颈、肺或尿道膀胱肿瘤分段治疗并没有好处，肿瘤控制率和生存率与常规放疗一样。晚期反应在分段放疗组稍高。单个研究报道提示，分段治疗肿瘤控制率稍差。

（二）线性二次方程（α/β 比）

（1）基于线性二次生存曲线，提出剂量生存模式公式，来评价不同剂量和分次的生物等效性。

$$\log_e S = \alpha D + \beta D^2$$

在这里 α 代表细胞杀伤的线性部分（第一次剂量），β 代表二次方程部分（第二次剂量）。β 代表细胞损伤更容易修复（几小时）部分。细胞杀伤的两个组成部分都是平等的剂量，就是 α/β 比值。

（2）光子线的剂量存活曲线的形状在快反应正常组织和慢反应正常组织是不同的。

（3）快反应组织 α/β 比值高（8～15Gy），而慢反应组织 α/β 比值低（1～5Gy）。

（4）生物等效剂量（BED）可用下面的公式得到：

$$BED = nd\ [1+d/\ (\alpha/\beta)]$$

n＝分次数，d＝分次剂量。

（5）如果想比较两种不同的治疗方案（有一些保留），可用下列公式：

$$n_1d_1\left[1+d_1/\left(\alpha/\beta\right)\right]:n_2d_2\left[1+d_2/\left(\alpha/\beta\right)\right]$$

n_1d_1＝已知总剂量（参考剂量），n_2d_2＝新的总剂量（不同分次计划），d_1＝已知的分次剂量（参考），d_2＝新的分次剂量。

八、综合治疗

（一）术前放疗

（1）理论基础：术前放疗潜在性地消灭手术切除边缘外的亚临床或微小病灶；减少了手术区域内的肿瘤细胞数，从而减少了肿瘤细胞的种植；消灭了手术野外的淋巴结转移病变；减少了可产生潜在远处转移的克隆源性肿瘤细胞；增加了切除的可能性。

（2）不利因素：术前放疗可能影响放疗区域的组织正常愈合。

（二）术后放疗

（1）理论基础：术后放疗通过破坏术后亚临床的肿瘤细胞聚结，从而消灭手术野内的残留肿瘤。这可以通过比术前更高的放疗剂量来消灭邻近的肿瘤亚临床灶（包括淋巴结转移）而实现；更高的放疗剂量给予高度危险或已知的残留病灶区域。

（2）不利因素：为了等待手术伤口愈合，延迟了放疗的开始时间，由于手术造成的瘤床血管改变减弱了放疗效果。

（三）放疗和化疗

（1）可以观察到比任何单一治疗方法对肿瘤和正常组织的作用有增强。

（2）当放疗和化疗的剂量效应曲线是线性时，可以很容易地计算两种治疗方法的作用是相加、超相加、亚相加。

（3）化疗药物之间不应存在交叉耐药。

（4）初始化疗应在初始阶段就作为原发病灶根治性治疗的一部分，即使以后会用其他局部治疗。

（5）辅助化疗作为初始根治性治疗的一部分，辅助其他局部治疗方式。

（6）新辅助化疗适用于局限性肿瘤患者术前或放疗前的初始治疗。

（7）在放疗前使用化学疗法使部分肿瘤细胞死亡，减少了需要放疗杀死的肿瘤细胞数目。残存的克隆化肿瘤细胞加速再群体化可能会降低治疗效果。

（8）放疗期间应用化疗可能与局部治疗相互作用（相加，甚至超相加），并作用于远处的微小病灶。

（四）多学科肿瘤治疗

（1）两种（甚至所有三种）治疗方式的联合常被用来改善肿瘤控制率和提高患者的生存。Steel假设肿瘤治疗生物学机制：①空间的协作，在这个协作里一种治疗方法能对另一种治疗方法在空间上不起作用的肿瘤细胞产生作用；②两种或以上治疗方法都有抗肿瘤作用；③没有交叉毒性且能保护正常组织。

（2）大的原发肿瘤或转移淋巴结用手术治疗或根治性放疗；区域的微小浸润使用放疗，它不会产生根治性手术所造成的解剖学和生理学的缺失；远处播散的亚临床病灶用化疗（化疗也对一些大

5

的肿瘤具有局部治疗作用）

（3）器官保护是要大力提倡的，因为它提高了生活质量，改善了生存，达到较好的肿瘤控制。这在许多肿瘤治疗中得到证实。

九、质量保证

（1）一个综合的质量保证（QA）计划对于确保每位患者得到最好的治疗，建立并记录所有的操作规则和流程有决定性的意义。

（2）放疗的 QA 程序根据是否为标准治疗还是进行临床试验，是单中心还是多中心参与，而有所变化。在多中心研究中，给予所有参加者在剂量测定程序、治疗技术和治疗过程中明确的说明及标准参数是非常重要的。

（3）Care stud 模型报道显示，在不同类型机构放疗的质量与治疗效果有明确的相关性。

（4）质量保证委员会治疗机构的主任任命质量保证委员会，委员会定期回顾过去的结果及审查过程，检查物理 QA 项目报告、研究成果、进行死亡率和发病率讨论、误操作或给予治疗过程中出现超过 10% 预期剂量的错误，以及描绘小概率事件的图表。

十、放疗患者的心理、情感和生理支持

（1）肿瘤患者经常被肿瘤诊断所困扰，害怕周围未知的环境，关心预后如何，害怕他们所将要经历的过程。对患者热情，花费时间与他们来讨论所患肿瘤的性质、预后情况、即将进行的治疗过程和治疗中可能出现的不良反应，这些对于肿瘤放疗专家和工作人员（如护士、社会工作者、技术人员、接待员）非常重要。

（2）放疗专家应该与患者指定的亲属（特别是老年或儿童患者）讨论治疗相关事宜，告知他们这个治疗对患者来说是可以接受的。

（3）治疗期间对于患者的连续的观察和支持是必需的，至少每周一次由肿瘤放疗专家评估放疗疗效和副作用。强化心理和情感的支持、药物治疗、饮食咨询和口腔皮肤保护的建议是患者治疗的一个整体。

十一、生活质量的研究

（1）与健康相关的生命质量日益用来作为临床试验的成果、有效性研究、护理质量评价的结果参数。

（2）放射肿瘤学家必须在提高肿瘤控制和改善生存率、降低并发症、辨别可能影响健康和生活质量的危险因素中起积极作用。

十二、伦理考虑

放射肿瘤员工必须明白患者的权利和责任，这直接影响治疗质量，而且有助于建立患者和员工之间的最需要的关系。患者有如下权利。

（1）人权：给予尊重和照顾，不管他的民族、性别、种族或国别。

（2）确保健康治疗行为：患者必须能够获得完全的及时的关于自己个体的诊断、治疗及标准治疗的预后的信息。

（3）隐私权：讨论患者的病情是保密的，对于任何查房记录、检查结果和治疗记录同样如此。在任何资料公开之前，书面许可是必需的，除非是法律要求。

（4）服务权：所有患者有权利希望他们的要求在合理的范围内得到满足。

（5）了解治疗费用的权利：如果财政状况恶化，应有合理的安排来支付费用。

（6）被建议参加学习或研究活动的权利：患者应该知道直接参与他们治疗过程的成员的学术地位，知道哪位医师对他们的治疗主要负责。在教学机构，参与治疗的学生、实习医师或住院医师都应该向患者告知。当需要他们参加研究活动时，患者应被告知，但是他们有权利拒绝参与。必须有试验审查委员会对治疗方案的批准和签署调查同意书。

（7）有了解拒绝治疗的后果的权利：拒绝治疗的患者必须明确知道拒绝治疗的潜在后果。

十三、职业责任和风险处理

（1）尽最大努力减少职业责任风险对于肿瘤放疗专家和员工来说是非常重要的。

（2）有效的处理包括与患者及亲属的友好的沟通、有效的联系，所有与患者管理相关的质量项目，以及清晰准确的记录包括所有步骤、讨论、在治疗前、期间及之后发生的事件。

（3）病理学的诊断必须在治疗机构确认，包括会诊外单位病理切片。

（4）所有完成的步骤必须记录在案，包括每天的治疗细节，如特殊治疗手段的使用（如楔形板、固定装置）和治疗设备相关故障。

（5）所有的治疗参数和演算资料都应被肿瘤放疗专家，还有物理师和计量学专家精确的记录和验证。

知情同意包括以下几点：①需要获得治疗知情同意是基于患者的权利，他有权来自我决定和医患之间的委托关系。②法律要求治疗医师仔细评估每位患者的疾病本质、所建议治疗的疗程和详细细节、治疗的选择、所推荐治疗方法的益处和所有或大或小的治疗相关的风险（急性或晚期反应）。③如果治疗方案有所更改，应该仔细与患者商谈，如果患者接受，应该需要签署第二份知情同意。④建议在告知知情同意内容时有一名证人在场，必须使证人签署知情同意书（表），以证明这些信息确实与患者讨论过。⑤完全成年患者或法定代理人必须同意治疗并且给予同意书。对小孩或法律上无行为能力的成人患者，知情同意必须由父母、成年兄弟或姐妹或负责的近亲或法定监护人签署。在美国某些州，配偶允许把知情同意提供给未成年人。不受约束的未成年人可以自行签署。⑥（表1-1）给出了被列入知情同意书中的不良反应。

表1-1 知情同意书中给出的可能出现的具体不良反应

解剖部位	急性不良反应	晚期后遗症
头颅	耳痛、头痛、头晕、脱发、红斑	听力下降；中耳或内耳损伤；垂体功能减退；白内障形成；脑坏死
头颈部	吞咽痛、吞咽困难、口腔干燥、声嘶、味觉异常、体重减轻	纤维化、皮肤溃疡、坏死甲状腺功能减退；持续声嘶、发声困难；口干、味觉异常、软骨坏死；放射性下颌骨坏死；伤口愈合延迟、瘘管；牙齿腐坏；中耳和内耳损伤；肺尖纤维化；少见脊髓病
肺和纵隔或食管	吞咽痛、吞咽困难、声嘶、咳嗽；肺炎；心肌炎	进行性肺纤维化、呼吸困难、慢性咳嗽；食管狭窄；少见慢性心包炎、脊髓病

续表

解剖部位	急性不良反应	晚期后遗症
乳腺或胸壁	吞咽痛、吞咽困难、声嘶、咳嗽；肺炎；心肌炎；血细胞减少	纤维化、乳腺缩小；肺纤维化；上肢水肿；慢性心内膜炎、心肌梗死；少见肋骨坏死
腹部或盆腔	恶心、呕吐；腹部疼痛、腹泻；尿频、排尿困难、夜尿；血细胞减少	直肠炎、乙状结肠炎；直肠或乙状结肠狭窄；结肠穿孔或梗阻；膀胱挛缩、尿中断、血尿（慢性膀胱炎）；膀胱阴道瘘；直肠阴道瘘；腿部水肿；阴囊水肿、性功能减退；阴道狭窄或瘢痕形成；性功能减退；不育；肝脏或肾脏损伤
四肢	红斑、干性或湿性脱皮	皮下纤维化；关节强直、水肿；骨或软组织坏死

第二节　射野剂量学、物理及临床应用

一、临床光子射野剂量学

（一）单野的等剂量分布

（1）中心轴上的百分深度剂量（PDD）用来描述辐射束的穿透能力。

（2）放射治疗常用能量光子束的辐射野特征参数：①200kV（p）（千伏峰值）；2.0mm 铜的半价层（HVL）；源皮距（SSD）＝50cm。最大剂量的深度＝表面；低能量和小的 SSD 导致剂量随深度增加快速跌落；小焦点使射野边缘更锐利；低能 Compton 散射使射野外的剂量较为显著。②^{60}Co，SSD＝80cm。最大剂量深度 5cm；穿透能力增强（10cm PDD＝55％）；源体积造成射野边缘不够好；散射大都为前冲方向，射野外的剂量较低；等剂量线曲率随射野增大而增大。③4MeV X 线；SSD＝80cm。最大剂量深度＝1.0～1.2cm；穿透能力略高于钴（10cm PDD＝61％）；半影较小；均整器设计导致的"突角"（离轴束流强度）现象较为明显（14％）。④6MeV X 线；SSD＝100cm。最大剂量深度＝1.5cm；穿透能力稍大于 ^{60}Co 和 4MeV（10cm PDD＝67％）；半影小；均整器设计导致的"突角"（离轴束流强度）现象减少（9％）。⑤18MeV X 线；SSD＝100cm。最大剂量深度＝3.0～3.5cm；穿透能力较大（10cm PDD＝80％）；半影小；均整器设计导致的"突角"（离轴束流强度）现象减少（5％）；出口剂量常常大于入口剂量。

（3）对于 18MeV 和 6MeV X 线，以及钴-60（^{60}Co）射线（相当于平均能量为 1.25MeV 的 X 线）的 10cm×10cm 射野，超过最大剂量深度（d_{max}）点以后，每厘米剂量跌落为 2.0％、3.5％及 4.5％。

（4）^{60}Co 治疗机由于源尺寸较大（典型直径为 1～2cm）导致其半影较宽，并且其等剂量分布呈圆形。直线加速器的等剂量分布具有半影小、等剂量曲线相对更为平坦的特征。

（二）剂量建成区

（1）建成区取决于射束的能量。

（2）如果 X 线投照方向与表面垂直（0°），皮肤保护最好。

（3）随投射角度增大，皮肤剂量会增加而且 d_{max} 会向表面移动。这是因为射线斜入射使其入射路径上产生了更多的次级电子，这种现象称为切线效应。

（三）组织非均匀性

（1）低能射线光子输运的扰动较为显著。

（2）对于 ^{60}Co 或 6MeV X 线，厚度为 10cm 的肺组织的吸收剂量将增加 15%，而对于 18MeV X 线剂量仅增加 5%。

（3）平行板电离室测量 ^{60}Co 射线显示，射束中心轴上空腔范围的变化使电离作用损失显著。产生这一现象的原因是缺少前冲散射电子。对于典型喉部空腔而言，这一损失为 12%，上述损失只需要 5mm 厚的新的建成区即可恢复。

（4）Klein 等使用平行板电离室分别测量了 4MeV 和 15MeV 射线 4cm×4cm 对穿野穿过 2cm×2cm ×2cm 空腔的入射和出射端剂量，其界面处有 10% 的损失。同时，对于 4MeV 的射线，在平行于射束轴的气腔界面也有 5% 的损失。

（四）假体（钢和硅）

（1）Das 等以 10.5mm 厚的不锈钢模仿人工髋关节，测量了束流穿过后的前冲剂量扰动因子。他们的报道指出，24MeV 光子的前冲剂量增加了 19%，而 6MeV 光子仅为 3%。他们还测量了不同能量及包括钢在内多种高原子序数金属的剂量反向散射扰动因子，观察到除能量、射野大小及侧向面积外，仅仅由于钢的反向散射电子的影响，就可以增加 30% 的剂量。

（2）Klein 和 Kuske 与乳腺组织密度相近，但原子序数不同的硅胶乳腺假体的界面扰动进行了相关报道。他们发现，近端界面剂量增长 6%，而远端剂量减少了 9%。

（五）楔形滤过板

（1）楔形角指射束中心轴上过参考深度处的等剂量线倾斜的角度。

（2）钴治疗机通常用 50% 等剂量深度为参考深度，而对高能 X 线，则用较高的百分深度等剂量曲线，如 80% 等剂量曲线，或用指定深度的等剂量线（如 10cm）定义楔形板角度。现代化电脑控制的医用加速器可以让使用者通过软件实现楔形剂量分布。在日常单野照射中，准直器移动并穿过整个射野，同时调节剂量率来实现楔形等剂量（如动态楔形）。

（3）制订患者治疗计划时，对于给定楔形射野，其射束中心轴之间的夹角（交角 φ）与楔形角 θ 的关系为：θ＝90°－φ/2。

（六）平行-对穿射野

（1）不同能量射线的平行-对穿野所成剂量对中心点归一后，沿中心轴的相对剂量分布曲线。

（2）对肿瘤位于体中轴的患者而言，低能兆伏级射线可治疗的最大体厚为 18cm。

（3）对于体厚更大的患者，更高能量的 X 线可以改善剂量分布，同时还可以减少入口和出口位置的热点。

二、射野成形

（1）低熔点铅是目前放疗最常用的合金，其组成为 13.3% 的锡、50.0% 的铋、26.7% 的铅及 10% 的铬。其 20℃ 下的物理密度为 9.4g/mm³，而铅的密度为 11.3g/mm³。熔化后的挡铅完全凝固所需时间通常 45 分钟。

（2）根据一些关键器官的剂量要求限制可选择使用全挡铅——通常 5 个半价层（HVL）（透射率为 3.125%）或 6 个 HVL（透射率为 1.562%）——或是半挡铅，如一个 HVL（透射率 50%）的屏蔽材料。

（3）挡块下方的实际深度剂量相对于理论值是偏高的，主要产生原因是邻近的没有遮挡部分射线所产生的散射线；同时，这部分散射线随深度的增加进一步增多。

（4）目前，多叶准直器越来越多地替代了低熔点铅合金挡块。

三、组织补偿器

（1）完整的组织补偿器系统应包括一系列的方法，如测量组织缺损、等比例缩小患者拓扑像、构建组织补偿器、配准补偿器与射束中心轴，以及实施相应的质量保证。

（2）Purdy 等用有机玻璃板研制了一种个体化的一维补偿器系统，以适应患者的胸部曲率。上述系统的 SSD 设置到受照射解剖部位的最高点（胸部）。同时获取给定胸部矢状位轮廓，以及所需等效厚度为 1cm 组织的有机玻璃的数量。

（3）另外，一种实用的两维补偿器系统也仍然在广泛使用。系统包括：用于测量照射区域表面组织缺失的杆箱（Rod-box）装置（一种构成器），其测量网格为 1cm；置于托盘上的适当厚度的铝或铜制的挡块，它可以按照设计来吸收射线，而这个系统也可以使用中间分散的射束。

四、组织填充

（1）直接置于患者皮肤表面，以增加兆伏级光子射束皮肤剂量的组织等效材料即为组织填充。

（2）组织等效填充物的材料特性需要与组织或水类似，即相似的电子密度、物理密度及原子序数，并且还要具备一定的柔韧性，以利于贴合皮肤表面轮廓。

（3）放疗常用较为便宜且等效性较好的组织填充材料，包括石蜡板、装有苏打的米袋及凡士林纱布包。

五、相邻 X 线射野的分割

（一）射野的衔接

（1）通常使用的方法都是在一定深度下衔接射野。

（2）为了使相接点的剂量与中心轴剂量接近，相邻射野的野边距是根据各射野的半野长度和源皮距（SSD）所形成的相似三角形而得出的。射野边缘设定为边缘处剂量为 dmax 点剂量 50% 的等剂量线。

（3）考虑两个相邻射野的长度 L_1 和 L_2；两野在皮肤表面分开的距离 S 如下：

$$S = 1/2 \; L_1 \, (d/SSD) + L_2 \, (d/SSD)$$

这里 d 表示指定剂量深度，L_1 和 L_2 分别为各自半野的长度。当皮肤表面为曲面时，需要对公式进行微小调整。

（二）正交野的衔接

（1）这些技术在成神经细胞瘤全中枢照射和乳腺癌多野照射是必要的（特别是在头颈区，射野交叠时脊髓容易受累）。

（2）常见的用于解决射野交叠的方法是采用半挡块，这可以使邻接的前野与侧野射野边缘与机架轴垂直。

（3）另外，当无法使用中线脊髓挡块的前后野照射下颈段并还需与口腔侧野配合时，为确保脊髓不至于超量，通常在口腔处侧野的后角画出 V 形标记。

（4）其他技术（如用于补偿侧野发散的转角技术）在源轴距（SAD）照射条件下，床的转角由下式给出：

$$\arctan\theta = \left(\frac{1}{2}\frac{\text{脊髓野宽度}}{\text{SAD}}\right)$$

（5）间隙技术，介于长度为 L 后野与侧野边缘的间隙 S 由下式给出：

$$S = \frac{1}{2}(L)\frac{d}{\text{SAD}}$$

（6）全中枢神经系统照射方案已较为成熟，它作为一套标准的方法，常用于治疗蝶鞍上无性细胞瘤、松果体瘤、成神经细胞瘤及其他累及中枢神经系统的肿瘤。标准的全中枢治疗常使用两个平行对穿野来照射全脑，并通过旋转治疗床角使其射野下界与脊髓射野的上界相匹配，脊髓野可以是一到两野（具体由需照射的脊髓长短确定）。

（7）Limi 对成神经细胞瘤可选的多种治疗方案的剂量学情况做了详细的介绍，并配有图示。

（8）在治疗剂量达到总处方剂量的 1/3 和 2/3 时需要调整射野衔接处。脊髓野的中心轴向远离头部方向移动 0.5cm，同时射野长度也相应减少 0.5cm，随之全脑射野长度向下增加 0.5cm 保持与脊髓野上边界的衔接。全脑射野的转角由下式给出。

$$\arctan\theta = \left(\frac{1}{2}\frac{\text{脊髓野宽度}}{\text{SSD}}\right)$$

（9）为了达到射野的很好衔接，以消除全脑射野和脊髓射野的发散，治疗床需要旋转一定角度，具体如下式。

$$\arctan\theta = \left(\frac{1}{2}\frac{\text{脊髓野宽度}}{\text{SAD}}\right)$$

六、带心脏起搏器患者的放疗

（1）现代起搏器是辐射敏感的，并且有显著可能在辐射剂量远低于正常组织耐受量的情况下产生故障。因此，起搏器绝不允许直接照射。

（2）起搏器有很好的电子屏蔽，其暂时失效不大可能是由加速器周围的杂散电磁场导致的。

（3）正常起搏器在放疗环境条件下可能的相互作用大致分两类：①当治疗机在产生高能 X 线和电子线时，其较强的高频或低频电磁场可能导致起搏器暂时失效。用于加速电子的微波传递系统、用于激励电子枪和微波源的低频高压脉冲都可以在加速器周围产生电磁场。②起搏器在电离辐射的主束或散射线中的过度曝光可能导致电路元件暂时失效。

（4）下面是目前临床上广泛采用的指导方案，它基于美国医学物理学会（AAPM）的推荐建议：①戴心脏起搏器的患者不可以用电子线治疗。②在治疗前后，患者冠状动脉和起搏器状态需有心脏病专家评估。③在治疗和拍摄射野验证片时，起搏器必须在主束外。④在第一次治疗时需要密切关注患者，以确定起搏器是否暂时失效；在后续治疗中如遇到磁控管或速调管误触发（打火），也需要密切观察患者状况。⑤治疗前，需要评估并记录起搏器所接受到的散射剂量。总累积剂量不可以超过 2Gy。⑥如不能按照上述指导方案实施，治疗前医生需要考虑是否将起搏器永久或暂时移除。

七、胎儿周围辐射的剂量学

（1）胎儿周围剂量区域可分如下几种组成：①距离射野边缘 10cm，剂量主要由准直器散射和患者内散射造成。②距离射野边缘 10～20cm，剂量主要由患者内散射造成。③距离射野边缘 20～30cm，患者内散射和治疗机头泄漏各占一半。④距离 30cm 以上，剂量主要来自机头泄漏。

（2）AAPM 建议在可能条件下，尽量用低于 10MeV 能量的射线治疗孕妇患者。

（3）有两种方法可以用来降低胎儿剂量：①调整治疗技术；②使用特殊屏蔽。

（4）调整治疗技术可以从如下方面考虑：调整射野角度（避开接近胎儿的机架角度，如后野治疗时让患者俯卧于临时治疗床头）；减少射野大小；改变射束能量（避免使用有较大泄漏的 ^{60}Co，避免使用产生中子的 10MeV 以上射线）；在接近胎儿部位使用三级准直器来确定射野边缘。

（5）设计屏蔽时，屏蔽设备需要确保治疗射野可以准确实施，而保证患者及医务人员的安全则是首要问题。

（6）常用的屏蔽解决方案包括患者上方的桥形装置、治疗床上方的屏蔽台及移动式屏蔽体。

放疗对怀孕后不同孕龄阶段的影响如下。

①胚胎植入前期：孕后 0～8 天。从小鼠和大鼠的实验数据表明胚胎死亡和早期流产是辐射暴露的急性反应。

对啮齿类动物而言，0.1Gy 的剂量即有 1%～2% 的可能导致胚胎或胎儿早期死亡，相应的 LD_{50}（即 50% 的致死剂量）为 1Gy。

②胚胎期：孕后 8～56 天。这一期间的主要风险是特定器官畸形。头部尺寸小（SHS）较为常见。原子弹爆炸后幸存者的数据显示，当子宫的吸收剂量超过几个 cGy 的阈值后 SHS 的风险随剂量增加，当剂量达到 0.5Gy 时，SHS 的发生率接近 40%。有观察显示，生长发育迟缓的剂量阈值为 0.05～0.25Gy。在这一阶段，后期发生肿瘤的风险随胎儿单次受照剂量呈现每增加 1Gy 则概率增加 14% 的特征。如所受照射剂量是分次的，则有可能降低上述风险。从腹部接受了较大治疗剂量的孕妇患者所获取的数据显示，诱发流产的剂量为 3.6～5Gy。

③孕早期：孕后 56～105 天。SHS 和严重智力发育阻滞（SMR）是主要风险。11 周以后，SHS 的风险降低。在超过 0.12Gy 的阈值之后，SMR 的风险随剂量呈现每 Gy 增加 40% 的特点。生长发育迟缓的风险则小于胚胎期。对剂量＞1Gy 而言，有不孕的风险以及随剂量增加而持续增高的诱发肿瘤的风险（这一风险可能没有阈值）。

④孕中期：孕后 105～175 天。这一阶段受照射不大可能导致明显的畸形。在原子弹爆炸受照孕妇所生下来的剂量阈值接近 0.65Gy 的人群中观察到有 SMR 发生。在剂量超过 0.5Gy 的人群中，SHS 和生长发育迟缓也被观察到。同样，产生诱发肿瘤的风险也持续存在。

⑤孕晚期：孕期超过 175 天。畸形和智力发育阻滞的风险可以忽略。通过对在怀孕 3 个月接受过放射诊断的孕妇的调查数据显示，这一阶段的主要风险是产生诱发肿瘤。接受剂量超过 0.5Gy，则有生长发育迟缓的持续风险。

⑥剂量超过 0.1Gy 后具有显著影响的风险如下：SMR，1∶25；畸形，1∶20；癌症死亡率 1∶14。而上述仅仅是保守的估计，因为在评价诱发肿瘤和智力发育阻滞时使用的是线性剂量响

应模型。

（7）致畸的风险阈值为 0.5Gy，当胎儿剂量为 1Gy 时，则有 50% 的风险。

（8）AAPM 的报道建议，胎儿剂量应保证低于 0.1Gy，当剂量介于 0.05～0.1Gy 时，则需要注意可能有不确定的风险。

八、电子线治疗的物理及临床应用

（一）电子线的物理特性

（1）历史上，在放射肿瘤领域使用的高能电子线是由静电加速器、电子感应加速器和直线加速器产生的。今天，医用电子直线加速器则占支配地位。现代直线加速器的典型设计是多能、多模态的，常包括 2 档 X 线（如 6MeV 和 18MeV）和 5～6 档电子线（如 4～20MeV）。

（2）电子束从波导加速组件中发射出来时是窄束（束流直径 3～4mm）且能量基本是单能。电子在磁场的聚焦和导向下，与具备能量依赖选择的金属电子散射箔相互作用，进而为放疗生成圆形、散射的、宽的、均匀剂量分布。之后，电子束穿过用于剂量监测的双通道结构化平行板电离室，再由一组典型尺寸为 4cm×4cm 到 25cm×25cm 的电子线准直器将圆形射束准直为方形。低熔点铅合金可用来制作可插入电子线准直器的患者个体化治疗所需的非规则射野挡铅。在源皮距设定为 100cm 的条件下，准直器末端距离患者皮肤表面 5～8cm。

（3）通常，电子线的剂量率从 100～400cGy/min 可供选择。在扩大源皮距（4～6m），用电子线进行全身皮肤治疗时，通常有剂量率≥1000cGy/min 的高剂量率模式可供选择。

（4）电子束从波导中发射出来时是单能的，它在穿过空气、金属散射箔、剂量监测电离室系统及人体组织时与之相互作用，不断损失能量。当电子的动能全部消耗时，称为"电子热化"，电子进入其被阻止物质的原子核周围。电子穿射得越远，能量变化越大。在水中，电子束的线性能量转移或线性阻止本领以 2MeV/cm 损失掉，电子的能量在 4～20MeV 之间时，这一数值基本保持不变。因此，可以认为 10MeV 的电子在水中的射程是 5cm。电子主要通过与介质中的电子和原子核发生碰撞（弹性）相互作用损失能量。

（5）由于这些碰撞相互作用，电子从最初的直线路径散射开来。随着电子射束在物质中的穿行，电子束的散射角逐渐增加。低能电子的角散射率较大。正是由于这一原因，以及电子线的 LET 近似为常数，解释了为什么在临床中高能电子线（不同于高能 X 线）产生较高的皮肤剂量，而低能电子线的皮肤剂量较低。

（6）临床应用的电子束通过辐射（非弹性）相互作用产生较弱的韧致辐射（X 线）场。在治疗距离处的组织中，6MeV 的电子线韧致辐射的剂量是总剂量的 0.1%，对 18MeV 的电子线这一数值＜2%。6～18MeV 的 X 线产生的韧致辐射具有明显的穿透能力。这一现象仅在用高原子序数挡块遮挡治疗眼晶体周围的病变，以及用多照射野治疗全身蕈样肉芽肿病变时具有明显的临床意义。

（7）最佳的电子射野散射准直系统设计应该具备良好的剂量均匀性（平坦度、对称性）、较低的皮肤剂量和最小的韧致辐射污染。

（二）电子线的临床特性

（1）与 MeV 级光子线不同，电子线具有跌落迅速的特性，尤其是当电子线的能量低于 15MeV

时，这一现象更为突出。该现象具有很重要的临床意义，因为在电子实际射程以外的组织中除了 X 线污染外，几乎没有吸收剂量。

（2）通常将 90％等剂量线的深度定义为处方剂量深度及治疗范围。该治疗范围为 E/3.2cm，E 是电子线在患者体表的最大可能的能量。80％等量曲线的深度在 E/2.8cm 处。

（3）电子线皮肤表面百分深度剂量的范围，低能电子近似为 80％，到 18MeV 能量时为 93％。

（4）最大剂量到达皮肤表面以下的深度与 E 成比例，在 12～16MeV 时，深度从 1～2.5cm 逐渐增加；在能量较高时逐渐降低，在 16～20MeV 时，深度从 2.5cm 降为 1.5cm。低能电子线的最大均匀剂量范围较窄，而高能电子线的较宽。

（5）在 20％～80％范围内，百分深度剂量随深度的降低幅度，小照射野时较大照射野时明显，低能电子线较高能电子线明显。

（6）由于电子在一定深度处的散射，使等剂量曲线在射野边界呈膨胀状分布。10％～30％等剂量线向射野外扩张，而 80％～95％的等剂量线向射野内收缩。为使 80％～90％等剂量线之间某一深度处的肿瘤治疗剂量更加均匀，需采用在肿瘤深度处比瘤体至少大 2cm 的射野进行照射。在高能电子线及较小的照射野时，该现象尤为重要。

（7）上述对电子线临床和物理特性的总结，并不能替代对每一台加速器的每一个参数进行准确详细地测量，即使它们具有相同的结构、相同的型号，进行过同样地升级。

（8）校准和治疗计划要求对每一个机器参数及每一个患者治疗参数进行测量，如 SSD、有空气间隙条件下的射野大小、挡块等。

（三）电子线的临床应用

（1）电子线治疗可单独作为主要的治疗方式，也可以与光子线相结合进行治疗。

（2）放射肿瘤医生除了熟悉等剂量曲线分布、可供选择的治疗能量、肿瘤的特性及照射体积外，还必须熟悉其所用治疗机的特性。

（3）对所有能量电子线，应该测量每一个标准准直器和可插入组件的输出因子、中心轴深度剂量及离轴曲线。对≥10cm×10cm 的射野，如果在最大剂量点后方 95％等剂量线深度处，垂直于中心轴的特定平面内测得的剂量不超过中心轴的正负 5％。这一区域的边界距实际几何射野边不超过 2cm，就可以认为电子线的平坦度和均匀性满足临床要求。

（4）治疗野中表面空气间隙（皮肤曲面）、填充材料、组织不均匀性对剂量分布有着重要的影响。

（5）由于距离平方反比采用有效 SSD 而不是标称 SSD（等于 100cm），在 SSD（不同于标称 SSD100cm）时，最大剂量深度 dmax 处的电子输出是不相同的。有效 SSD 可通过电子能量和准直器大小的函数得出，通常≤100cm。能量越低、准直器越小，有效 SSD 也相应越小。

（6）每厘米密质骨（如下颌骨）可以导致 4MeV 的能量损失，其结果是成比例地减少了电子束的量。忽略这一因素将会导致下颌骨后面的剂量不足。松质骨（如胸骨）对这一方面影响较小。

（7）在肺组织中，电子的射程近似提高 3 倍。如果忽略这一点，将会低估深部肺组织的剂量及被照射的肺体积。

（8）当用组织等效填充材料来提高皮肤表面的剂量时，应该注意，中心轴上的百分深度剂量也相应地向表面移动与填充材料厚度相当的距离。因此，应该提高射束能量，以使填充材料覆盖的皮肤表面下不同深度处达到所需剂量。

（9）在患者的皮肤表面放置第二准直器将会达到更好的剂量分布。

（10）离限束筒的距离越远半影增加越明显，这一现象在低能、小照射野情况下尤为明显。

（11）应该避免填充材料过小不能覆盖整个照射野的情况，因为这样类似于增加空气或组织的不均匀性，会在填充材料的边缘产生明显的散射热区。

（12）挡块边缘存在热区，因此，在使用挡块时应该格外注意。需要被遮挡的电子束的能量 E（MeV），与采用挡铅的最小厚度（mm）的比例关系是：E/2mm。如果采用低熔点铅镉合金，挡块的厚度应该增加 20%。

（13）衔接野间距的合理选择十分关键。射野的大小、距离及射束特性不同，间距也各不相同。

（14）如果剂量在皮肤表面均匀衔接，将会在其下不同深度处产生 20%～50% 的剂量热区；如果剂量在体内均匀衔接，将会使皮肤表面产生 20%～50% 的剂量冷区。在每一个半影区放置 1～2cm 厚的塑料楔形板，可以使重叠区域的剂量均匀性得到优化。

（15）当前，单独用电子线或者结合光子线，临床所需要注意的标准是要选择具备的电子线笔形束算法的计算机治疗计划，最好具备真三维计算能力和临床界面的治疗计划系统，并且需要一组 CT 扫描图像。

1．正常组织反应

（1）临床上采用的电子线是低 LET 辐射，期望的辐射生物当量和氧增比特性与光子线特性基本相同，差别在 ±5%。

（2）电子线的能量越高，皮肤的建成剂量也越高，皮肤反应越严重。

（3）由于不同加速器电子线的均整系统和准直系统设计不同，导致相同的标称能量产生不同的皮肤剂量建成。

（4）Tapley 据剂量、时间、面积、电子线能量及解剖部位等相关因子，建立了侧面、上下颈部及胸壁的皮肤耐受量表。

（5）根据高能电子束的皮肤反应情况，建议与兆伏级光子束混合使用。

（6）同样的剂量，用电子束治疗所致的急性黏膜反应与光子束产生的基本相同，但有利的是它明显地局限于同侧。

（7）如果专门用电子束治疗头和颈部单侧病变，通常会产生不可接受的纤维化和后期辐射后遗症，电子束应该与其他辐射质结合进行治疗。

2．电子线放疗技术

（1）口内肿瘤：治疗口腔内的肿物时，含铅的口腔内置模可以为紧邻肿物末端的组织提供保护。为减少相邻黏膜的散射辐射效应，内置模应该用牙蜡包裹。用组织等效的树脂隔板增加距离可起到相同的保护效果。

（2）皮肤癌和唇癌：①对于小的、表浅的基底细胞癌，GTV 外放 1～1.5cm 的边界就足够了；大的、浸润型的肿瘤，需要外放 2～3cm 的边界，这会包含较广的未累及的组织。②对鳞状细胞癌，照射剂量到 50Gy 后可以缩野。③位于眼睑、外鼻、脸颊和耳朵上的肿瘤，多数侵犯范围不是很深，可以用 6～9MeV 的电子线进行治疗。④如果肿物的厚度达到 2cm；应该采用 9～12MeV 的电子线进行治疗。⑤为使治疗野与肿瘤的不规则形状适形，应该设计相应的保护装置。⑥在治疗眼睑或接近眼部的肿瘤时，应该在眼皮下放置铅屏蔽。屏蔽眼罩应该用蜡包裹，以减少眼睑的反向电子散射剂量。在较高能量时，应该选用较厚的外部挡块来保护眼睛。⑦屏蔽设施（用湿网纱包裹或在牙蜡里浸泡过）也可以放置在治疗部位的空腔中用来保护对侧组织。⑧如果有潜在皮肤受累，应该选择合适的填充材料并对能量进行相应的调整。

（3）上呼吸道和消化道：①电子线可单独用于口腔、口咽、下咽、声门上喉癌单侧肿瘤的治疗，但通常与外照射高能光子线或组织间插植近距离治疗结合。②可以用电子线加口内限束筒来进行口腔内肿物的治疗，射野的边界要覆盖整个肿物，并且在正常黏膜的各个方向都有 1cm 的边界。为使每次治疗时能够重复放置限束筒，需要一个口腔支架。③根据肿瘤的特征和深度，可以选择 6、9 或 12MeV 的电子线。

（4）腮腺肿瘤：①通常，在治疗腮腺肿物时，总剂量的 70%～80%用电子线完成，光子线则占 20%～25%。②较大肿物移除后，用电子线单独治疗或结合光子线治疗效果最明显。

（5）乳腺癌：①在进行保乳术后的瘤床补量或已切除乳腺原发的肿物和腋窝淋巴结的患者的亚临床病变及相对表浅的病变治疗时，电子线具有特殊的价值。②可以用电子线、电子线与光子线结合或者不同能量的电子线结合进行胸壁放疗。③CT 及 3D 治疗计划系统为测量胸壁厚度，帮助选择合适的能量及治疗体积提供了很好的帮助。

（6）其他部位的肿物：①某些长在皮下或皮肤上的淋巴瘤；可以用电子线进行治疗。②多数软组织肉瘤可以用电子线进行全程治疗，也可以辅助光子线进行治疗或者作为光子线的补量治疗，或者在手术过程中用电子线进行部分照射。③外阴、远端阴道、尿道、尿道下的区域或者其他手术后复发的区域也可以用电子线加合适的填充材料进行治疗。

（7）术中照射：在进行光子线治疗之前，对胰腺癌、胃癌、直肠癌、腹膜后肿物、头部和颈部癌、泌尿生殖器及一些妇科肿瘤进行术中电子线加量照射是一个创新方法。

第三节　三维放疗物理学及治疗计划

技术及计算机的发展已经将放射肿瘤学带入了三维适形放疗（3D CRT）时代。

计算机体层摄影（CT）和磁共振成像（MRI）可以将患者的解剖和肿瘤描绘成一种三维模型。据此放射肿瘤医师可以给予靶区更加精确的剂量，同时严格控制周围正常危及器官剂量。

一、三维治疗计划系统

（1）日本的 Takahashi、美国的 Proimos Wright 和 Trump、英国的 Green、Jenning 和 Christie 率先提出了适形放疗方法。

（2）Kijewski 等在哈佛医学院及 Davy 等在伦敦皇家自由医院首次使用计算机控制的放疗。

（3）Sterling 等利用计算机产生的胶片放映技术首次展示了一种放疗计划的三维模型，胶片放映技术可以三维显示治疗区内解剖结构和等剂量线分布（二维颜色渲染）。

（4）McShan 等开发了一种临床实用的、基于射野方向观（BEV）的三维放疗计划系统。通过BEV，计划设计者可以从放射源出发沿着射束轴的方向观看射野，类似于观看模拟影像。

（5）Goitein 和 Abrams 报道了一个系统，利用 CT 扫描和实时扫描显示提高了微型计算功能力，从数字化 CT 数据获得高质量彩色 BEV 图像，以及计算和显示数字重建放射影像（DRR）。

（6）其他研究组也开发了更加强大的三维放疗计划系统，如使用非轴向（非共面）射野。

二、适形放疗

三维适形放疗的目的是使处方剂量与靶区适形，同时降低周围正常组织剂量。

1. 预先计划和定位

（1）确定患者合适的治疗体位后，在 CT 模拟机房制作固定装置。

（2）将不透射线的标记放置在患者皮肤表面，使用固定装置固定患者，治疗体位下进行三维计划 CT 扫描。

（3）扫描和显示 CT 定位像，并调整患者体位。

2. 用于三维计划的 CT 成像

（1）容积计划 CT 扫描通常是患者在 CT 模拟定位机上治疗体位下扫描 50～100 层，层厚为2～8mm。

（2）CT 图像通过计算机网络传输到三维放疗计划或虚拟模拟计算机工作站。

3. 危及器官、肿瘤和靶区勾画

（1）治疗计划人员和放射肿瘤医师勾画危及器官、肿瘤和靶区。

（2）尽管一些拥有明显边界的器官（如皮肤）可以自动勾画，但是大多数器官需要利用鼠标或数字化仪手动勾画。

（3）许多危及器官的勾画需要放射肿瘤医师的经验。

（4）咨询诊断放射学医师通常是有帮助的。

4. 射束设计和射野设计

（1）三维治疗计划系统可以模拟治疗机的所有运动，包括机架旋转、准直器平移和旋转；多叶准直器平移、治疗床平移和旋转，从而生成包括非轴面射野的计划。

（2）BEV 显示用于选择最佳的射野方向和射野形状。该功能是通过治疗方位的显示功能实现的，可以灵活设定等中心位置，更好地利用多野治疗技术。

5. 剂量计算

设定好几何射野后，在确定的三维治疗区通过精确的算法计算剂量分布。

6. 计划优化与评估

（1）三维适形放疗通常是通过迭代改变射野方向和形状进行计划优化，获得较理想计划后重新计算剂量分布。

（2）利用剂量显示工具对计划进行定性评价，如用剂量体积直方图（DVH）、二维轴向、矢状面和冠状面等剂量线显示，以及治疗部位三维等剂量面显示。

（3）需要时调整治疗计划，重新计算剂量分布、评估计划，直到计划满足靶区和正常组织剂量处方和约束，放射肿瘤医师批准计划。

7. 治疗文件

（1）完成治疗计划设计、评估和批准后，生成计划的治疗文件。

（2）治疗文件包括射野的参数集；用于制作挡铅的硬拷贝文件或通过网络传输到计算机系统，进而控制多叶准直器系统的参数；生成和打印数字重建放射摄影图像（DRR）；并将以上文件传输到医学记录数据库。

8. 治疗计划及验证

（1）物理师需要独立检查治疗计划和机器跳数计算，影像学验证，首次治疗拍摄射野胶片或使用电子射野影像系统验证，使用二极管、TLD 或场效应晶体管进行在体剂量验证，使用记录和验证系统确认三维治疗计划的有效性和准确性。

（2）三维适形治疗计划的基本原理：采集图像→通感兴趣体积→定义计划目标→定义分割方案→布野。

三、三维适形放疗中的剂量体积规定

（1）三维适形放疗中肿瘤区（GTV）、临床靶区（CTV）、计划靶区（PTV）的定义是按照国际辐射单位与测量委员会（ICRU）第 50 号和 62 号报告的指导方针确定的。

（2）沿用了国际辐射单位与测量委员会（ICRU）第 29 号报告中推荐的两个剂量区，即治疗区和照射区。治疗区是某一等剂量面所包括的区域，该等剂量面是由放射肿瘤医师根据治疗目的选择和指定的（如 95% 的等剂量面）；照射区是指接受与正常组织耐受相关剂量（如 50% 等剂量面）的区域。

（3）ICRU50 号报告推荐 PTV 剂量应该报告 ICRU 参考点剂量、最小剂量、最大剂量和平均剂量，并且要报告平均剂量的计算方法，以保证平均剂量报告的一致性。

（4）ICRU62 号报告进一步定义了 PTV，在 CTV 基础上外放内边界和摆位边界形成 PTV。内边界考虑生理运动和治疗过程中相对内部参考点 CTV 大小、形状和位置的变化，CTV 和内边界形成的区域称为内靶区。

（5）摆位边界考虑治疗过程中患者体位和治疗射束的准确性和重复性。

（6）应该报告肿瘤区、临床靶区、计划靶区和所有危及器官的剂量体积直方图，以便于治疗结果的解读和不同技术的比较。

（7）肿瘤区、临床靶区、计划靶区的实际应用：①放射肿瘤医师必须在患者的容积 CT 扫描图像上确定肿瘤区、临床靶区和计划靶区，这时不要考虑剂量分布；根据患者的解剖结构确定肿瘤区；临床靶区包括肿瘤区、亚临床灶，以及肿瘤可能侵犯的范围，其确定需要考虑肿瘤的自然史和生物学行为；计划靶区包括临床靶区，以及照射过程中患者器官运动和摆位重复性等因素引起的需要扩大照射的范围。②应该在治疗体位下进行患者的模拟定位成像，并使用可靠的体位固定装置。③要实现计划和实际治疗间的坐标转换，模拟定位扫描时需要使用 CT 图像上可见的不透射线的标记。④螺旋 CT 扫描获得的大量数据显著提高了 DRR 质量，但同时也增加了轮廓勾画工作和数据存储的需求。⑤现有的影像学技术不能直接识别肿瘤的亚临床病灶，故临床靶区的确认更加困难，必须由放射肿瘤医师基于临床经验确认。⑥在 CT 图像上定义靶区和正常组织常常需要放射诊断医生的协助。⑦为更好地勾画正常组织结构和肿瘤靶区，放射肿瘤学家需要解剖结构横断影像方面的训

练。⑧CTV 到 PTV 外放的范围由放射肿瘤学家确定，考虑到位置不确定性是非对称的，CTV 到 PTV 各个方向外放的范围应该有所不同。⑨使用 ICRU50 号报告或者 62 号报告推荐的方法勾画靶区和危及器官时，必须理解其局限性和应用中的实际问题。⑩在我们医院，放射肿瘤学家根据临床经验确定 PTV 外放范围，并且参考已发表文献和我们自己的研究结果，而不是简单地将各类误差求和。⑪PTV 与正常组织结构重叠时，需要权衡计算 DVH 时重叠体积应该纳入 PTV，还是正常组织内。我们将重叠体积同时纳入 PTV 和正常组织，这样医师在评估计划时能够知道重叠结构区域会接受比其他正常组织更高的剂量，而比 PTV 其他区域稍低的剂量。⑫目前，3DRTP 通常使用 CT 图像数据，同时，MRI、单光子发射计算机断层成像（SPECT）、正电子发射断层成像（PET）也为 3DRTP 提供越来越多的补充信息。MRI 提供良好的软组织对比度，可精确定义正常组织器官和治疗靶区。SPECT 和 PET 图像提供详细的组织结构代谢和放射性同位素传输等功能信息，可以更好地选择治疗方式和定义靶区。⑬治疗区需要覆盖接受处方剂量的组织结构体积。处方剂量的等剂量线应该包绕全部治疗区。⑭接受正常组织耐受剂量相关的一定剂量的区域为照射区。ICRU62 号报告提出了一个新的概念是危及器官计划体积（PRV），其描述了照射区内每个危及器官在各个方向上的 PRV 尺寸。

四、剂量-体积直方图

3-CRT 中经常使用微分和积分 DVH。

1. 微分剂量-体积直方图

（1）首先，将定义的体积分为三维体素矩阵，体素要划分得足够小，以保证可以认为一个体素范围内的剂量是一致的。

（2）将体积剂量分布划分为许多剂量单元，体素根据剂量单元划分，而不考虑解剖位置。

（3）微分剂量-体积直方图描述接受不同剂量单元（y 轴）、体素数目（x 轴）的频数分布。

（4）剂量单元的大小决定微分 DVH 单位的高度。例如，如果剂量单元的宽度增加，那么这段剂量单元直方图的高度也会随之增加，因为更多体素会接受该剂量单元剂量的照射。

2. 积分剂量-体积直方图

（1）积分剂量-体积直方图显示接受等于或者高于某一剂量（x 轴）照射的绝对体积或体积百分比（y 轴）。

（2）积分剂量-体积直方图中，任何剂量单元所对应的体积或体积百分比是通过微分剂量体积直方图中相应剂量单元右侧对应体素加和得到的。第一个剂量单元（剂量轴起点）对应的体积值为所定义结构的总体积，因为总体积受到至少零剂量照射，而最后剂量单元所对应的体积为受到最大剂量照射的体积。

3. 剂量体积统计

（1）从 DVH 可提取各种剂量-体积精确的数据，称为剂量-体积统计或剂量统计。

（2）剂量体积统计的例子包括靶区点最大剂量、最小剂量、平均剂量、接受不小于处方剂量的体积百分比，以及危及器官点最大剂量、平均剂量、接受不小于其耐受剂量的体积百分比。

（3）存在问题：报告点剂量是否有临床意义尚有争议，报告一个小的但临床有意义的体积剂量可能更有意义。当最大剂量区占体积很小但却位于临床关键部位时应给予报告。

4. 使用剂量-体积直方图和剂量体积统计进行治疗计划评价

（1）治疗计划设计者在比较几个计划时，可将不同计划的 DVH 显示在同一界面，直接对比感兴趣器官剂量。因此，DVH 是 3D CRT 计划评价和比较的必备工具。

（2）很多概念和软件提高了定量评价治疗计划剂量优化的能力，有时两个计划中全部感兴趣体积的 DVH 之间的差别非常明显，这样可以很容易地确定哪个计划更好。但是，事情并不总是那样，有时正常组织 DVH 会出现交叉，即在低剂量区一条曲线高于另一条曲线，而在高剂量区却低于对方。这为计划评价带来了困难，可能需要开发基于生物指标的计划评价方法。

五、生物学模型

（1）3D CRT 计划提供剂量和体积信息，因此传统的方法决定"最佳计划"是极其困难的。例如，人们不清楚 PTV 内什么样的剂量均匀性是可以接受的，即 PTV 内的一小部分正常组织能耐受多高的剂量。

（2）研究人员开发了很多生物物理学模型，如肿瘤控制概率和正常组织并发症概率模型，将剂量-体积参数转化为生物学参数。

六、数字重建放射影像

（1）DRR 是通过利用数学上的一束射线穿过影像扫描所提供的一整套 CT 数据，然后由计算机计算沿 3D CRT 射线方向穿射的射线衰减值并重建坐标的投影影像，DRR 是实现 3D CRT 的必备工具。

（2）DRR 作为将 3D 治疗计划转化为临床治疗用的参考图像，其作用类似于模拟定位片。

（3）DRR 图像可以用激光相机打印出来，并且可以像普通胶片一样存储在患者的胶片袋内。

七、调强放疗

（1）调强放疗是一种最新的放疗技术，能够精确地照射靶区，同时保护周围正常组织。

（2）在调强放疗中，射野内射束强度是不均匀的。不使用强度均匀的大野对肿瘤实施照射，而是使用很多不同强度的小的射束对肿瘤实施照射。这些可变强度的多个小的射束是由 MIMiC、MLC 或者动态 MLC 产生的。

（3）MIMiC 射束调制器是由 40 片叶片组成，每排 20 个叶片，每对叶片形成 $1cm^2$ 的射束。通过射束聚焦照射肿瘤，可使肿瘤剂量均匀，同时周围正常组织收到剂量很低。

（4）相比之下，传统的 3D CRT 采用均匀强度射束，其局限性是显而易见的。当肿瘤被正常器官所包绕，均匀强度的射束将无法安全地保护肿瘤附近的正常器官。

（5）随着调强放疗技术的进展，可以更精确地保护肿瘤周围的邻近组织，如脊髓。

八、三维适形和调强放疗的质量保证

（1）三维治疗计划精确度和准确度的要求要比二维治疗计划严格得多。

（2）3D CRT 质量保证项目强调对 3D 治疗过程中每个步骤的质量监控，包括 3D 治疗计划过程中所使用软硬件的全面检测，仔细评估每个患者的治疗计划并监控计划的实施。

（3）3D CRT 的质量保证项目要求物理师、剂量师、医师和技师的积极参与。

九、三维适形和调强放疗的发展方向

（1）三维适形和调强放疗中一个最重要的进展就是多模式影像的应用，以便更精确地定义 GTV 和 CTV。越来越多地应用 MRI、MR 血管造影、波谱分析、SPET、PET，以弥补 CT 数据的不足。

（2）另一个最重要进展是正常结构和靶区勾画软件和虚拟模拟工具的改进，正常结构和靶区勾画要求放射肿瘤医师投入大量时间和精力。

（3）充分考虑散射光子和次级电子效应的蒙特卡罗算法有很好的应用前景，21 世纪初，基于蒙特卡罗的计算方法可能会广泛应用于临床 3D RTP 的设计。

（4）计算机控制的 3D CRT 治疗实施系统（如射束强度调节）要求计划系统能够生成实施 3D CRT 治疗技术的计算机文件。

（5）集成的治疗中电子射野影像系统、剂量监视系统、验证和记录系统，以及计算机控制的反馈系统将在 3D CRT 治疗过程中发挥重要作用。

（6）治疗计划过程中很容易发现 3D CRT 的剂量学优势，但必须通过前瞻性临床试验验证其剂量学优势能否转化为临床方面的优势。

（7）集成的三维技术会提高其计划、实施和验证过程的效率，从而降低放疗的总成本。

第四节　先进的治疗技术

先进的治疗技术包括调强放疗、立体定向放射外科、体部立体定向放疗、影像引导放疗、质子束治疗。

调强放疗（IMRT）可产生与靶区高度适形的、复杂的三维剂量分布，即使是对于凹形靶区也是如此。IMRT 采用计算机算法优化入射射束强度（注量）。

在计算机算法模型中不但考虑靶区和正常组织大小和位置，而且考虑用户定义的约束条件（如剂量限制）。该过程基于治疗计划的向方法（或称为"逆向设计"）完成，能够在靶区和毗邻组织结构间产生高剂量梯度，以达到预期的剂量-体积处方要求。

调强放疗的上述特性要求机械系统相当精确，这一点至关重要。因为只有如此，才能保证特定的区域接受预期的剂量，并且能够加以验证。调强放疗的另一个重要方面是肿瘤靶区覆盖程度和正常组织保护的剂量处方原则。

目前有很多调强放疗的实施技术，这些技术间主要差异在于实现非均匀注量的原理有所不同。

一、调强放疗的基本物理原理

（1）对于调强照射，靶区内每点注量以射束入射角度函数的方式进行调制。患者体内任意点的剂量由一系列照射在该点的入射笔形束生成，每条笔形束的入射角度唯一。

（2）锥形束可采用下列方式调制注量：物理补偿器、扫描动态多叶准直器（MLC）、扫描韧致辐射光子束，结合以上方式。

（3）另外，调强放疗可以调整加速器的一个或多个运动角度（床角、机头角和机架角）的自由度。

二、逆向治疗的优化和准则

（1）优化算法包括穷尽搜寻、图像重建法、二次规划、模拟退火。

（2）剂量学和临床目标的优化准则可表达为目标函数或代价函数的数学求解问题。目标函数定义计划质量，满足一系列数学约束条件下，根据情况求解目标函数最大值或最小值。

（3）以往通常基于剂量参数制订计划优化准则，优化软件通过迭代调整射野参数获得最佳剂量分布。目前的研究正致力于向基于生物指标优化的方向发展（如基于肿瘤控制概率 TCP 和正常组织并发症概率 NTCP）。

三、调强放疗实施系统

机器人笔形束：机器人式直线加速器可产生围绕患者精确运动的窄光子束。

调强旋转扇形束：采用微型多叶准直器（MIMiC）的商用扇形束调强方式，MIMiC 可直接装在加速器上，不需对加速器做任何改动，采用弧形旋转方式对患者进行切片式治疗。

治疗时射束准直成一条窄缝，当机架围绕患者运动时，通过驱动 MIMiC 进出射野控制窄束开关。通过衔接切片间的顺序照射，完成整个治疗过程。

螺旋断层治疗：由 Mackie 等提出。患者经过一个类似 CT 的孔径时，采用 MIMiC 完成旋转 IMRT。由于这种断层治疗形式是围绕人体长轴做不间断螺旋运动，很好地解决了相邻断层间匹配问题，而且断层治疗机自身的几何结构特点，可以获得患者治疗体位下的 CT 图像。

目前正在研发一种新的系统，即患者接受 MeV 级直线加速器扇形束断层治疗时，同时生成断层图像。

（1）固定野多叶准直器方式：对于这种调强方式，多叶准直器可以按照动态模式或静态模式工作。动态模式是指出束时叶片处于运动状态；静态模式（又称为分步照射模式）是指按顺序进行一系列子野照射，最终合成需要的注量分布，计算机通过控制每组相对叶片经过靶区时形成的间隙大小，生成预期的注量分布。

（2）（锥形束）旋转调强治疗方式：Yu 首先开发了这种（锥形束）旋转调强治疗方式，将动态多叶准直器与弧形治疗相结合，在机架旋转过程中不断变化多叶准直器形成的射野形状。采用多个叠加弧生成预期的累积注量分布，并且对于某个特定机架角度的射野，不同弧间射野形状不同。

（3）补偿器固定野方式：根据补偿器材料，采用有效衰减系数法计算沿射线路径的材料厚度。通过数控切割机自动生成补偿器，从而生成预期的注量分布。

基于物理补偿器和多叶准直器调强剂量分布比较研究表明两者剂量分布相当。

四、患者固定与图像获取

采用无创方法固定患者。如治疗头颈部癌症，患者仰卧于定制的头托上，用热塑面罩固定头部，以保证将来治疗时摆位的重复性。

将患者在治疗体位固定后，通过专用的 CT 模拟定位机获取容积 CT 图像，扫描层厚取 2.5mm，将图像传输到逆向治疗计划系统。

在逆向计划治疗系统处方页勾画大体肿瘤靶区、微病变靶区及危及器官。每周拍摄双曝光射野验证片，并与初始模拟的 DRR 比较。

五、处方剂量规定

在处方中定义预期的靶区最小剂量和非靶区器官的最大允许剂量。与常规治疗布野方法不同，IMRT 每个子野的等中心可能不在靶区内部，因此应根据靶体积（而不是等中心）定义处方剂量。

对于原发病灶，处方单次剂量为 1.9 Gy，将低危险区最小单次剂量增加到 1.5 Gy。

为修正第二或第三靶区的每日分次剂量减少，需采用线性二次模型计算生物等效剂量（BED）。肿瘤 α/β 比值一般取 10Gy。

基于本单位头颈部癌症治疗指南，以及肿瘤负荷的不同，靶区剂量可分为四个等级：低危区（CTV3），主要包括预防照射的范围；中危区（CTV2），指与大体肿瘤（GTV）相邻但没有直接受累的部分；高危区（CTV1），手术瘤床，包括肿瘤侵犯的软组织或者转移淋巴结包囊外侵的范围；残存病变区需给予最高剂量照射。

六、靶区勾画

IMRT 的实施需要对照射区域有正确的认识，这些认识需基于对临床、病理、影像学发现，以及治疗失败模式的了解，还要具有在三维模式下正确勾画体积的能力。

调强放疗的剂量学优势：研究表明，IMRT 在头颈部肿瘤、宫颈癌、前列腺癌和乳腺癌治疗中，可以改善靶区覆盖程度和降低正常组织剂量。

Cheng 等采用相近的剂量学指标对比了 IMRT 和常规放疗，用以评价 IMRT 的优势。研究发现，在原发肿瘤靶区覆盖程度一致的条件下，调强放疗的淋巴结覆盖程度得到改善。在断层放疗、固定野调强和常规放疗三种治疗模式下，腮腺受量>30Gy 的体积分别为 66.6%±15%、48.3%±4% 和 93%±10%（$P<0.05$）。

采用联合方法（化疗和放疗结合）治疗宫颈癌会出现明显的胃肠及泌尿系毒性反应。而 IMRT 独特的剂量学优势，可以实现对靶区进行足量照射，同时降低正常组织剂量，IMRT 也可以对盆腔和腹主动脉旁转移淋巴结加量，而不增加胃肠/泌尿系统的不良反应。

Portelance 等报道固定野动态 MLC 调强方法，4 野、7 野和 9 野情况下，小肠接受处方剂量（45Gy）的体积分别为：11.01%±5.67%、15.05%±6.76% 和 13.56%±5.30%。这些指标明显好于传统的两野方法（35.58%±13.84%）和四野方法（34.24%±17.82%）。

七、立体定向照射

放射外科方法：对于头部，采用在患者颅骨上临时固定立体定向头部框架的方法，该框架可提供高精度的基准点，便于将治疗计划 CT 图像与 MRI、CT 或血管造影图像配准（图像融合）后，对颅内靶区进行立体定向定位。

框架是立体定向坐标转换的基础，通过定位框架，配准后图像可以确定框架内靶区的位置，确定靶区的 xyz 坐标，该坐标用于靶区定位过程中定义治疗靶区形状和病变范围。

立体定向外照射治疗与常规外照射治疗存在如下几方面的差异。

（1）治疗体积小，为 1～30cm³。

（2）对定义的靶区进行单次立体定向适形照射，称为立体定向放射外科（SRS）。几天或几周内实施多次分次照射，称为分次立体定向放疗（SRT 或 FSRT）。

（3）对靶区定位和治疗几何精度要求高，最好可达到的机械精度要<0.5mm，当然考虑到靶区

定位的不确定度，一般认为最大误差±1.0mm可以接受。

（4）射野边缘高剂量梯度，靶区外剂量沉积最小。靶区外受到高剂量照射的正常组织体积强烈取决于靶区大小和等剂量线与靶区的适形度。

（5）多个射束穿射于颅骨表面点后将交汇于颅内某点，因此将射束三维分布可以减少正常组织受到中等或高剂量照射的体积。

八、立体定向放射外科的适应证

（1）立体定向放射外科（SRS）的适应证包括：具备合适大小（一般不超过4cm），且影像学边界清晰，对单次大剂量照射疗效确切的病变。

（2）广泛应用于治疗动静脉畸形（经验最为丰富），以及原发性及转移性脑肿瘤。

（3）放射外科的理想靶体积较小（最大直径不超过3cm），且近似球形。

九、放射外科系统

放射外科系统包括立体定向定位框架、放疗实施系统、计算机硬件和治疗计划软件。与常规MRI和CT扫描机结合使用，可精确地确定靶区大小和位置，进行治疗计划设计和治疗实施。

满足上述要求的不同系统，应对类似患者产生相同疗效。

1. γ刀

γ刀系统（瑞典斯德哥尔摩Elekta公司）场地新建和设备购置费用需要近350万美元。随着钴源的衰变，7年就要更换一次放射源，价格不菲。

γ刀系统除用于立体定向放射外科外，尚无其他可知的应用。

该系统外面环绕一层18t重永久性防护罩，201个 ^{60}Co源分布在半球形的"头盔"中，放射性活度为5500～6000Ci，准直后的圆形射束通过凸面分布相对均匀的点进入颅骨。

四个可互换的外部准直器头盔，射束直径为4～18mm，可根据治疗靶体积大小灵活使用。根据靶体积大小选择相应的准直器，以产生符合靶区形状的剂量分布。该系统可治疗的靶区大小3～18mm，精度为0.1mm。

2006年推出的新型γ刀Perfexion使用更大的治疗孔径，屏蔽防护性能也有所提高。

2. 基于直线加速器的系统

直线加速器可改造成立体定向放疗设备，改造费用在5万到30万美元之间，费用主要取决于是否购买外照射治疗计划设备。

直线加速器立体定向放射外科可治疗靶区大小为10～50mm，靶区精度为0.1～1mm。直线加速器可采用如下方式进行立体定向放射外科治疗。

（1）圆锥形限光筒多个非共面弧。

（2）非共面三维适形放疗（3D CRT，12～18个野）。

（3）非共面的三维适形弧（12～18个野）。

（4）调强放疗和IMAT。

（5）射波刀：该系统是一个装配在工业机器人上的小型加速器，结合6个自由度靶区追踪和射束调整，实施预期剂量的照射。

以往确定等中心坐标位置后，采用胶片法验证所有的位置调整数值。目前，胶片法已逐渐被包括电子射野成像（EPID）和机载影像（OBI）在内的现代技术所取代。

十、靶体积确定和定位

确定治疗靶体积的技术取决于病变类型。

（1）动静脉畸形：靶体积应包括在血管造影、MRI 或 CT 下显示病灶的整个血管丛。

重要的是，通过 MRI 或者 CT 对血管丛进行病灶形状的三维重建，以便精确设计适形治疗计划，避免肿瘤周围脑组织过量照射。

（2）肿瘤：通过 MRI 或 CT 确定肿瘤病变的治疗靶体积。

潜在的局限性包括：定位误差，对病变实际外侵范围（影像上很难识别部分）缺乏认识，尤其是浸润性胶质瘤。

PET 或 SPECT 都不能作为立体定向主要成像模式常规使用，这主要由于其空间分辨率太差，难以确定肿瘤边界。

十一、动静脉畸形

动静脉畸形（AVM）可能因为下列原因出现症状：癫痫发作，周围组织血管出现侧支循环，以及颅内出血。

出血是 AVM 最危险的并发症。AVM 出血率每年在 2%～4%。AVM 出血相关的死亡率一般在 10%～15%。

如果病情允许，AVM 最好的治疗方法是手术切除，其次是血管内栓塞治疗。

放射外科治疗动静脉畸形的原则与手术类似，在保护周围正常脑组织的情况下，在循环通路中去除动静脉畸形血管丛。

在一些大宗病例统计中，15Gy 或者更低的剂量即可对动静脉畸形起作用，当剂量达到 20～25Gy 时作用更明显，但随之引起的放射并发症的发生率也会提高。治疗后半年或一年对血管病变进行 CT 或者 MRI 检查比较合适。

治疗后，血管造影必须显示动静脉畸形的血管完全闭塞，才意味着达到治愈。

动静脉畸形的放疗可以引起内膜增生和血管闭塞，且小血管比大血管更易出现闭塞。

动静脉畸形的放射外科治疗可能引起畸形血管周围胶质细胞增生，产生动脉内膜炎、脉管炎。

剂量选定依据为 80% 的等剂量面（包绕靶区）的剂量造成 1% 左右的脑坏死。

依据大小和位置的不同，大多数 AVM 治疗剂量给到 12～25Gy。对于小病灶采用单个焦点（等中心），边缘剂量线（25Gy）对应 80%～90% 的等剂量面。对于较大的病灶（准直器型号＜18mm）采用多个焦点。对于大病灶，其边缘剂量（20～25Gy）对应 50%～60% 的等剂量面。

Steiner 报告指出，2 年内血管造影完全和部分反应率分别为 87% 和 11%。

大多数研究没有发现 AVM 放射外科后脑出血率与自然出血率具有一致的统计学差异。

Kiellberg 分析了 444 例 AVM 接受放射外科治疗的患者，有 9 例患者出现了神经并发症（占 2%），合理设定剂量和射野大小可以减少并发症发生率。

十二、胶质瘤

低分化和高分化胶质瘤均可采用放射外科治疗。

放疗联合中心报道，复发性恶性胶质瘤用放射外科或近距离放疗中位生存期相当（10.9 个月 VS 10.2 个月）。

肿瘤放射治疗Ⅲ组织（RTOG）进行了一个Ⅲ期随机性研究（RTOG93-05），新诊断的胶质母细胞瘤，评估 EBRT 和化疗基础上 SRS 补量治疗是否能够改善患者的治疗效果，结果显示增加 SRS 补量并不比标准 EBRT 和化疗有显著提高治疗效果的作用。

十三、脑转移瘤

SRS 治疗的第二个适应证是脑转移瘤的一线或二线治疗。

RTOG 95-08 是一个关于 3 个以下脑转移瘤患者治疗的Ⅲ期临床试验，比较了常规治疗（全脑放疗，15 次照射 37.5Gy）后 SRS 补量与单独常规全脑放疗的疗效。结果表明，全脑放疗后 SRS 补量能提高单一不可手术转移瘤患者的生存率，但并不影响 2～3 个脑转移瘤患者的生存率。

SRS 治疗成本低于手术治疗。

十四、脑膜瘤

罗马报道了一个基于直线加速器放射外科治疗 72 例颅中窝脑膜瘤患者的研究结果，50 例患者肿瘤体积缩小 24%～91%。

十五、听神经瘤

听神经瘤（又名前庭神经鞘瘤）是导致小脑桥脑角综合征的最常见原因。

肿瘤侵犯第Ⅷ脑神经的前庭部分，超过半数患者患有面部无力、味觉障碍和面部感觉丧失，也有的患者出现耳聋和前庭功能障碍。

外科治疗一般经枕骨下、经迷路入路，或者极少情况下经中颅窝行肿瘤完全切除。

近年来，SRS 治疗被认为是可替代手术治疗听神经瘤的方法，尤其对于听力丧失或较重合并症患者，SRS 治疗长期肿瘤控制率高达 85%。

根据患者病灶大小和年龄，肿瘤周边剂量通常为 18～25Gy。

匹兹堡报告了 26 例患者中位随访时间 13 个月，其肿瘤响应率是 42%。

十六、放射外科治疗后的影像学检查

一般于放疗后 6 个月行影像学检查，MRI 对发现放疗后可能出现的水肿或放射损伤很有帮助。

AVM 患者可进行 MRI 检查和立体定向造影检查。

PET 检查是近期出现的能鉴别肿瘤和放射性坏死的有效方法，它还可以用于鉴别肿瘤复发和恶性退行性病变，以及预测治疗后的效果。

十七、全身和半身照射

（一）全身照射

全身照射（TBI）是 21 世纪初用于各种恶性疾病的全身治疗方式。

1. 应用

抑制免疫反应低剂量 TBI（单次治疗，剂量<2Gy；或多次治疗，单次剂量 0.05～0.15Gy，每周 2～5 次）已经用于自身免疫性疾病患者的治疗。

TBI 用于防止异体骨髓移植（BMT）排斥反应通常需要较高的剂量（>9.5Gy）。

再生障碍性贫血患者准备骨髓移植前，可进行单次剂量 3Gy TBI 联合环磷酰胺，以减少移植排斥反应的发生概率。

（1）慢性淋巴性白血病和非霍奇金淋巴瘤的全身低剂量照射：白细胞增多症患者接受每周2～5次，每次0.05～0.15Gy治疗。

患者接受每次0.5Gy全身照射后，通常推荐休息4～8周，避免严重的血小板下降。

（2）骨髓或周围血干细胞移植前的高剂量肿瘤细胞杀灭治疗：Shank等采用1.2Gy/次、3次/d TBI，同时使用挡块保护肺组织，单次TBI（10Gy）放射性间质性肺炎发生率为70％，而超分割治疗发生率下降到33％。

2．技术

美国医学物理师协会（AAPM）建议分3个步骤校准剂量：必须确定TBI治疗距离处大野条件下的绝对剂量校准，依据AAPM TG-21协议；全散射条件下的剂量修正；患者体表面积和体厚修正。

使用相当于8mm厚组织等效填充物的毯子。

对于6MeV和18MeV的X线，使用一个2cm厚有机玻璃屏放置在距患者体表10cm处，作为散射电子源，以使皮肤接受接近最大剂量的照射。

为了减少放射性间质性肺炎发生率，治疗剂量率要求低于0.05Gy/min。

3．并发症

（1）低剂量全身照射：低剂量全身照射的主要副作用是血小板减少，通常出现在照射剂量超过1.0～1.5Gy时。

（2）高剂量全身照射：单次或多分次治疗总剂量在8～10Gy时，最常见的早期副作用是恶心、呕吐及腹泻。

10天内出现口干、泪液减少、喉咙疼痛症状。

腮腺炎是TBI治疗特有副作用，通常出现在首次治疗后，24～48小时内消退。

10％～20％的患者会出现伴有肝大、腹水、黄疸、脑病及体重增加等症状的肝静脉闭塞性疾病。

接受单次大剂量TBI治疗的骨髓移植患者有50％出现放射性间质性肺炎，并且有一半患者死于该并发症。使用分次或低剂量率TBI会明显降低间质性肺炎的发生率。有26％放射性间质性肺炎病例直接归因于TBI治疗或化疗。42％患者与巨细胞病毒有关。放射性间质性肺炎的中位诊断时间为2个月。基于多伦多的治疗经验，使用0.5～4Gy/min的高剂量率，当剂量达7.5Gy（绝对剂量，高于未校准剂量10％～24％）时会出现放射性间质性肺炎，其剂量响应曲线很陡峭，剂量8.2Gy时其发生率5％。随着剂量的增加，S形并发症曲线急剧上升，剂量增加到9.3Gy和10.6Gy时放射性间质性肺炎发病率分别为50％和95％。

85％接受单次大剂量TBI治疗患者在11年内会出现白内障。接受分次TBI治疗12Gy时白内障发病率为34％。

高剂量TBI治疗会导致几乎所有患者出现原发性性腺功能障碍。43％患者会出现甲状腺功能障碍。接受骨髓移植的大部分患者会出现肾功能衰退。

接受高强度化放疗及骨髓移植的患者治疗后10年出现第二原发肿瘤的风险为20％。

（二）半身照射

半身照射是一种用于肿瘤多发转移患者的治疗方法。

RTOG 前瞻性随机试验显示，单次大剂量 HBI 治疗在控制肿瘤多发转移患者疼痛症状上和常规分次照射治疗一样有效。RTOG 研究发现，HBI 治疗最有效剂量是上半身 6Gy，下半身 8Gy，1 周内 80％患者疼痛得到改善。更高剂量并不会改善疼痛缓解程度、延长疼痛缓解时间，或更快速缓解疼痛。

Poulter 等报告了 RTOG 82-06 的结果，比较半身照射结合局部照射与单独局部照射，结果显示，辅助性单次半身照射延缓了疾病发展进程，减少了新病灶发生率（68％ VS 50％），推迟（或减少）了反复治疗发生率（78％ VS 60％）。单独分析本试验中接受半身照射的前列腺癌患者，发现了生存获益的趋势，1 年生存率 44％ VS 33％。

需要照射另一半身体时，要等 6～8 周让血细胞得到足够的恢复。

1. 技术

（1）次全身照射分为上部、下部和中部半身照射。

（2）通常用横穿第 4 腰椎底部的水平线来区分上部与下部半身照射。

（3）上部半身照射时需用适当的挡块限制肺中线剂量（低于 7Gy）。

2. 并发症

（1）血液毒性（骨髓抑制）通常 4～6 周后消失。

（2）上部半身照射时，将剂量限制在 6Gy 以下可以避免潜在的致命性放射性间质性肺炎的发生。

十八、图像引导放疗

目前现有的肿瘤放疗，无论近距离照射，还是外照射，从某种意义上说都是图像引导的，即使用某些影像技术（通常为 CT）指导治疗过程。但新出现的 IGRT 技术更侧重于指使用动态和功能影像技术指导放疗过程。详见 Mell 等最近的撰写的综述。

以往的放疗是静态的，即放疗医师和物理师制订一个治疗计划，接下来按这个计划实施治疗。基于基准标记指导或者摆位，如外部标记（体模、文身）或内部标记（金点）。对于胸部肿瘤，呼吸运动是影响放疗的一个重要因素，通常通过加大治疗区域以充分覆盖整个呼吸周期内肿瘤的运动范围。

（一）分次间调整

（1）分次间调整是指针对治疗过程中不同分次间靶区位置和大小变化所进行的计划调整，其时间跨度要比呼吸周期长得多。很多患者采用联合治疗（如化疗和放疗），因此可以预见（和预计到）随着肿瘤负荷降低。肿瘤细胞杀伤会导致肿瘤大小和位置的变化，同时也会出现身体解剖变化（如体重下降），以及肿瘤所在器官的位置变化。

（2）PET 检查能显示有生物活性的肿瘤位置。其优点是对于代谢较高的肿瘤在相对较低辐射剂量（与盆腔 CT 扫描相比）的情况下特异性高，特别是对于软组织，CT 或超声检查图像的对比度较差。PET 检查的缺点是成本高，正电子发射核素半衰期短，空间分辨率低和图像配准过程复杂。

（3）超声是一种相对廉价、各单位普遍开展的成像方法。其成像原理是基于局部组织密度的差异对解剖结构成像。超声图像配准仍在研究中，但不同于 CT 或是 PET 检查，超声检查不需要采用电离辐射。对于典型的生物组织超声传导速度（1500m/s）和超声传感器工作频率2MHz以上时，图像空间分辨率会好于 1mm。超声的关键优势是探头尺寸较小，可在加速器治疗区域内使用，缺点是不易于进行皮肤定位，重复性差，容易导致图像质量变差，难以分辨出相同密度的组织（如软组织）。

（4）MRI 是一种高分辨率的成像方式，通过使用特定的射频脉冲序列，基于不同组织（如中枢神经）T_1 和 T_2 差异能够清晰显示恶性与非恶性组织。虽然不使用电离辐射，但 MRI 仍然比 CT 成本高，需要高场强开放式磁体，通常是低温超导体，因此很难将 MRI 放置在加速器治疗室。

（5）CT：目前有很多方法用于获取患者在治疗床上的验证 X 线图像。某些直线加速器在 MeV 级治疗射束正交方向上安装 kV 级射线球管和探测器，其他机器将 CT 射线源及探测器安装在一个可移动滑轨上或 Mv 机器机架上。新型直线加速器用自身治疗 X 线成像，如所谓的锥形束 CT，即使用低治疗电压下产生的 MeV 级光子或平行方向的 kV 级光子成像。上述 CT 都可以用于影像引导放疗的治疗调整，大多使用动态多叶准直器实现治疗调整。

（二）分次内调整

（1）患者呼吸运动是导致治疗分次内肿瘤运动的最主要原因。医生可以训练患者治疗时控制呼吸，或通过外部设备（如氧气面罩）限制呼吸，但这些方法并不适合肺功能差的患者。其目的是实时追踪（或估计）肿瘤运动，从而相应地调整治疗射束。

（2）目前解决放疗中呼吸运动问题最常用的方法为四维门控成像。不管是4D CT，还是4D PET（或者两者的结合），其成像均由三个空间维度和第四个时间维度组成。其理念是对 CT 和 PET 检查中采集的呼吸周期不同时相的图像数据按时间分组（同时，治疗射线束也与呼吸运动同步）。呼吸时相通过外部标记（在患者胸部或腹部放置红外线监控标记）或由图像本身确定。从治疗角度讲，最简单的四维照射方式是在呼气末实施高剂量照射，使用较小的外放边界。如果整个呼吸周期都实施四维照射，则需要使用计算机进行复杂的操控动态多叶准直器控制治疗射线，需要有严格的关闭核对机制防止因软件问题导致的超剂量照射或欠剂量照射。

（3）随着对图像空间和时间分辨率要求的提高，也需要更好的算法和更强劲的运算设备。幸运的是，目前数据传输速度和处理能力迅速提高，而且数据存储介质的尺寸和成本都在降低。但并不是所有技术升级都同样高效，目前可以实现超高时间分辨率 CT 成像，但 MLC 叶片控制通信协议仍使用的是旧的 14.4kbs 调制解调器进行网络连接。

十九、粒子束放疗

（1）高能带电粒子（如质子与碳离子）穿过物质时，电离的原子在其穿行路径上释放能量。电离粒子在它们穿行路径末端停止运动前释放绝大多数的能量，从而形成布拉格峰，这一现象是由 William Henry Bragg 于 1903 年发现的。

（2）要改变布拉格峰的宽度，需要使用布拉格峰展宽（SOBP）技术，以充分包绕要照射的肿瘤。显示了 MeV 级光子与各种能量单能质子在水中的剂量分布，可以发现质子剂量分布曲线在射束路径末端的布拉格峰。通过调整质子能量可以获得特定深度范围内各向同性的剂量分布。

（3）截止到 2008 年底，全世界共有 26 个质子治疗中心，分布在加拿大、中国、英国、法国、德国、意大利、日本、韩国、俄罗斯、南非、瑞典、瑞士和美国，已经治疗了 60000 多名患者。

（4）与光子治疗相比，在正常组织保护相当的情况下提高肿瘤剂量。具体适应证包括（但不限于）葡萄膜黑色素瘤（眼部肿瘤）、颅底和椎旁肿瘤（软骨肉瘤和脊索瘤），以及不能手术切除的肉瘤。在所有这些病例中，质子治疗相比传统放疗明显提高了肿瘤局部控制率。

（5）带电粒子治疗眼部肿瘤（葡萄膜黑色素瘤）只需要较低能（70Mev）的质子束。

（6）通过限制正常组织剂量来减少短期和长期副作用，此时肿瘤治疗剂量与常规放疗相同，故肿瘤控制率没有增加。这些适应证包括（但不限于）儿童肿瘤（如髓母细胞瘤）和前列腺癌。

（7）在儿童癌症病例中，有充分的临床数据表明，质子治疗可以更好地保护儿童发育的器官，同时减少存活患儿的远期损伤。

（8）目前，还没有对比质子与调强放疗治疗前列腺癌的前瞻性三期临床研究。

第五节　非常规分割方案

一、放疗分割方案

常规分割：每周治疗 5 天，每天单次剂量为 1.8～2.0Gy；总剂量由接受治疗的肿瘤靶区和附近危及器官的耐受性决定（通常为 60～75Gy）。

超分割：总剂量增加，单次剂量显著减小，治疗次数增加，总治疗时间相对不变。

准-超分割：和超分割类似，不同的是总剂量不增加。

加速分割：总治疗时间明显缩短，根据总治疗时间的缩短程度不同，治疗次数、总剂量和单次剂量不变或稍低。

准-加速分割：和加速分割类似，不同的是总治疗时间由于使用了治疗间断没有缩短，这不符合加速分割的理论基础。

加速超分割：同时具有超分割和加速分割的特征。

同步加量：通过较小的射野，将额外的剂量每周一次或多次地给到选定的靶区（即大体肿瘤区）。同时，将常规剂量给到大的照射体积。

为了通过剂量分割使晚反应组织的耐受性提高，相邻两次分割的时间间隔必须足够长（≥6 小时），才能使细胞完成修复。

两个 RTOG 报告显示，使用超分割方案时，当平均分割间隔<4.5 小时，晚期并发症发生率会增大。目前，大部分试验方案规定剂量分割的时间间隔不能<6 小时。临床数据表明，这对于除了脊髓之外的正常组织是足够长的。

二、总治疗时间

急性反应的强度主要取决于剂量累积速率（每日的剂量分割）。

单次剂量的重要性反映了一个生物学事实，即急性反应体现了照射致细胞死亡率和来源于残存干细胞的细胞再增殖率的失衡。

当干细胞数量减小到不能更新上皮细胞的功能层后，急性反应达到峰值，数量进一步减少，则不会加重反应。

如果每周的剂量率超出了残存干细胞的增殖能力，组织康复所需时间取决于总剂量。这是因为组织康复是治疗疗程中残存干细胞绝对数的函数，而总剂量越高，残存的干细胞越少。

很多癌症的治愈可能性（尤其是鳞状细胞癌）很大程度上取决于总治疗时间，这是因为治疗过程中残存的肿瘤克隆源细胞会出现加速再增殖。

治疗干预后残存肿瘤细胞的加速再增殖来自于 3 个事实：放疗后肿瘤仍有可能在一定时间内复发，分程和连续疗程治疗结果的比较，以及肿瘤控制剂量和治疗时间关系的分析结果（已经校正了分次剂量的差异）。

三、分程和连续疗程治疗

如果不调整每日剂量和总剂量以补偿治疗间断，头颈部癌的分程治疗比连续疗程治疗效果差。

每天需要 0.6Gy 来补偿治疗时间的延长。

四、线性二次方程

线性二次方程本质上适用于多种类型组织和效应指标。

临床上应用这个模型制订新的分割方案时受缺乏准确的 α/β 比值的限制。

已有的人类 α/β 比值数据和实验得到的 α/β 比值是一致的，但具有较宽的置信区间。

五、超分割

在晚反应正常组织可以耐受的情况下，小分次剂量的分割方案允许给予更高的总剂量，从而使肿瘤得到更高的生物有效剂量。

通过细胞再分布和降低对氧效应的依赖性实现放射增敏。

会比使用常规分割出现更严重的急性反应，但是对 α/β 比值大的肿瘤会有治疗获益。

六、加速分割

总治疗时间的缩短减小了治疗过程中肿瘤细胞增殖的机会，同时增加了给定总剂量下肿瘤控制的可能性。

总治疗时间对正常组织发生晚反应损伤的可能性影响很小（如果单次分割剂量不增加和剂量分割的时间间隔足够完成完全修复），所以能实现治疗获益。

总治疗时间明显缩短时，总剂量也必须减小，以防发生过于严重的急性反应。只有在治疗被缩短的时间内，控制肿瘤细胞增殖的等效剂量超过了因受急性反应最大耐受剂量限制而减少的剂量时，才能体现治疗获益。

A 型加速分割是一种密集的短疗程治疗；总治疗时间显著缩短，同时总剂量明显降低。在 B 型和 C 型加速分割中，治疗时间适度缩短，通过使用分程或同步加量技术，总剂量和常规治疗相当。

在 D 型加速分割中，治疗期间每周治疗总剂量逐渐增加；治疗初期强度较小的治疗刺激正常黏膜的增殖反应，以便随着治疗的进展，它能更好地耐受强度更大的治疗。总治疗时间的缩短幅度比 B 和 C 型稍大（同时总剂量不降低）。

基于采用避开不能耐受急性反应的策略不同将加速分割方案分为四种类型：A 型，降低剂量；B 型，间断治疗；C 型，减小加速治疗暴露的黏膜体积；D 型，在治疗初期使用温和的分割方案来刺激黏膜的增殖反应。

七、临床研究

（一）超分割——临床 I 期和 II 期研究

在头颈部肿瘤研究中，每天使用 2 次 1.1～1.2Gy 的分割剂量，分割间隔为 3～8 小时。肿瘤得到更好控制的同时，黏膜反应会增加；总剂量超过 76.8Gy 时，晚期并发症的概率会增加。

4 个脑干神经胶质瘤的研究中（每天 2 次 1.00～1.26Gy 的分割剂量，分割间隔至少 4 小时），脑干坏死的概率没有增加，只有一个研究患者中位生存期延长。

在 RTOG 83-11 肺癌研究中（每天 2 次 1.2Gy 的分割剂量，分割间隔至少为 4 小时，总剂量为 60.0～79.2Gy），没有发现生存方面的剂量效应关系。在预后较好的一组患者中，总剂量为 69.6Gy 时，生存率最高（2 年生存率 29%）。在最高剂量时，严重并发症的发生频率有升高的趋势。

一个 RTOG 膀胱癌剂量-递增试验（每天 2 次 1.2Gy 的分割剂量，分割间隔至少为 4 小时，总剂量为 60.0～69.6Gy）报道 3 级和 4 级晚期并发症的 2 年发生率为 10%，这表明超分割可能显著提高了盆腔器官的耐受性。

（二）超分割——临床 III 期研究

进行了 4 个前瞻性随机 III 期临床试验（3 个头颈部肿瘤、1 个膀胱肿瘤）。

在 $T_{2～3}N_{0～1}$ 口咽肿瘤的一个研究中，每天 2 次 1.15Gy，分割间隔为 6～8 小时，7 周总剂量为 80.5Gy 的超分割与每天 1 次 2Gy，7 周总剂量为 70Gy 的常规分割比较，5 年局部区域控制率（59%）有所提高（在 T_3 中有提高，在 T_2 原发肿瘤中没有）（$P=0.02$），总生存率也有提高（$P=0.08$），同时有更严重的黏膜反应；治疗相关的晚期并发症发病率相同。

（三）A 型——连续短程加速分割治疗

在 Burkitt 淋巴瘤中，总剂量相近时，与每天只用 1 次分割的治疗相比，每天使用 3 次 1.00～1.25Gy 的分割，肿瘤反应率会大幅度提高。

头颈部癌症主要是口腔、口咽、下咽和喉的 III 期或 IV 期癌症，使用连续加速超分割放射治疗（hyperfractionated accelerated radiation therapy，CHART）时采用了密集的照射方案（每天 3 次 1.5Gy 的分割，间隔为 6 小时，连续 12 天，总剂量为 54Gy）。3 年肿瘤局部控制率为 49%，与之对应的历史对照为 36%。20% 的患者急性反应的治愈推迟超过 6 个月；除了放射性脊髓炎（4 个患者脊髓的剂量为 45～48Gy）外，晚反应没有比常规分割更严重，甚至有所减轻。

在一个 CHART 和常规分割相比的 III 期试验（66Gy，33 次分割，6.5 周）中，918 例患者患有头颈部癌症，包括除 T_1N_0 外所有的部位和分期。尽管 CHART 对控制高分期肿瘤有更为有效的趋势，在肿瘤控制和患者生存率上没有明显的差异。尽管晚反应没有差异，用 CHART 时急性黏膜反应更严重；脊髓剂量限制到 40Gy 时没有发生脊髓病。

在一项 III 期前瞻性加速分割研究中，头颈不同部位分期为 $T_{3～4}N_{0～2}$ 的肿瘤患者术后随机分组，在 5 周内用 25 次分割，接受 50Gy 的剂量；或者接受 42Gy，在 11 天内用 30 次分割，每天 3 次分割，间隔 4 小时。3 年期间在 56 个患者中加速超分割无瘤生存率更高，晚期并发症发病率更低，两组间差异具有统计学意义。同时，在具有快速增殖肿瘤（胸腺嘧啶标记指数>10.4% 或 T_{pot}<4.5 天）的患者中生存率也更高，总的晚期并发症发病率也非常高（75%）。

一项 103 例患有不能手术治愈的乳腺癌患者接受短程加速分割治疗，显示 5 年肿瘤控制率为

34.6%；总剂量超过 45Gy 时，会发生明显的晚反应。在 42 例患有炎性乳腺癌用加速分割治疗的患者中（4 周 51～54Gy，外加局部加量），局部区域控制率明显比用延长的 Baclesse 技术治疗的历史对照高。

两项用加速分割治疗（66Gy，每次分割 1.8～2.0Gy，4 周，或者用上述的 CHART 方式）的非小细胞肺癌的研究报道了可喜的肿瘤反应，但是食管炎很严重。

在一项非小细胞肺癌患者的Ⅲ期随机试验中，患者的肿瘤局限于胸部，CHART 治疗和常规分割（60Gy，6 周内用 30 次分割）进行了比较。CHART 具有明显的生存率优势（2 年生存率为 29%，相对于常规治疗的 20%），而且局部进展降低了 21%。胸部的肿瘤控制没有明显差异。用 CHART 时发生严重吞咽困难的概率为 49%，用常规治疗时为 19%。

（四）C 型——同步加量

在 79 例中晚期口咽原发肿瘤的患者中，总的 2 年肿瘤局部区域控制率为 68%，疗程最后 2.0～2.5 周同步加量时得到了最好的结果（2 年局部区域控制率为 78%）。严重的急性反应会增加，但是治疗相关的晚期并发症没有增加。在更新研究的 127 例患者中，疗程后期用同步加量治疗，4 年肿瘤局部区域控制率为 72%，做过手术补救治疗的能提高到 81%。

在 100 例患者的非随机研究中，50 例接受加速分割（总剂量为 68.4～73.4Gy，42～65 天内完成治疗），50 例接受常规分割（总剂量为 70.6Gy，52～54 天内完成治疗）；同步加量在疗程的开始和中间 1/3 实施。使用同步加量时，3 年局部区域控制率（62% VS 33%）和疾病特异性生存率（66% VS 38%）明显提高；在加速分割组中，急性毒性增加。

（五）准加速分割

在一个前瞻性头颈部癌症的随机试验中，每天用 3 次 1.6Gy 的分割，在 6～7 周内分程治疗 67.2～72.0Gy 的方案，与标准分割方案比较，局部区域控制率和 3 年生存率相同。准加速分割方案晚反应的发生率会提高，这可能是由 3 小时的最小分割间隔造成的。

前列腺癌患者，用每天 3 次、每次 2Gy 的分割治疗（4 小时的分割间隔，6 周内总剂量为 60Gy，1 或 2 次治疗间断），严重晚期并发症的发生率很高。

（六）其他随机试验

尽管各种非常规分割方案是提高肿瘤局部区域控制研究的焦点，最近一项放疗头颈部癌症 RTOG 研究报道的结果低于预期。在 RTOG 9003 中，1073 例患有局部晚期头颈部癌症的患者被随机指定 4 种不同的分割方式：标准分割（70Gy，35 次分割，7 周）；超分割（81.6Gy，每次分割 1.2Gy，每天 2 次，持续 7 周）；分程加速分割（67.2Gy，每次分割 1.6Gy，每天 2 次，持续 6 周，包括照射 38.4Gy 后 2 周的休息期）；以及同步加量加速分割（72Gy，每天分割 1.8Gy，同时在最后 12 次治疗时采用 1.5Gy 的加量作为第 2 次分割，持续 6 周多）。60% 的患者患有口咽癌，中位随访期为 23 个月，结果显示与标准分割治疗比较，超分割和同步加量加速分割治疗患者的肿瘤局部区域控制率更高，标准分割、超分割和同步加量加速分割的肿瘤局部区域控制率分别为 46%、54.4% 和 54.5%。

在患有局部晚期头颈部癌的患者中，超分割放疗（75Gy，每天 2 次 1.25Gy）和顺铂+5-Fu 化疗（在放疗的第 1 周和第 6 周，每天顺铂 $12mg/m^2$，5-Fu $600mg/m^2$）的联合治疗比单独的超分割放疗更有效。联合治疗组的无复发生存率更高（61% VS 41%，$P=0.08$）。3 年疾病局部区域控制率在联合治疗组中为 70%，在超分割组中为 44%（$P=0.01$）。

八、结论

在头颈部肿瘤的一些试验中，已证实非常规分割方案比标准分割更为有效。

在其他肿瘤中，非常规分割方案的疗效应该进一步研究。

第六节　近距离治疗物理学和剂量学

一、近距离治疗技术

近距离治疗（brachy，起源于希腊文"短距离"一词），意思是将密封放射源放置在靶组织附近，或与靶组织直接接触。

植入技术可大致按以下方式分类：按将放射源植入靶体的外科方法分类（分为组织间插植、腔内近距离治疗、管内近距离治疗和模敷贴近距离治疗），按剂量实施方式分类（分为短暂性植入和永久性植入），按源装载技术分类（分为预装、手工后装和遥控后装），按剂量率分类（分为低剂量率、中剂量率和高剂量率）。

腔内植入是一种将含放射源的施源器植入靠近靶组织的体腔内的近距离治疗技术。应用最广泛的腔内植入治疗是用于宫颈癌的植入宫腔管和阴道源容器技术。

所有的腔内植入技术都是短暂性植入：将放射源放置在患者体内某一特定时间（对于低剂量率治疗来说，通常为 24～168 小时）以达到处方剂量照射。

组织间插植是一种将小型放射源通过外科方法直接植入到靶组织内的近距离治疗技术。永久性植入的放射源将永久停留在治疗部位，选择初始源强时要保证放射源衰变到可以忽略水平时靶组织接受剂量达到处方剂量。

表面剂量疗法（有时也称为贴近放疗或模敷贴疗法）是将包含阵列放射源的施源器放置在病变表面以实现均匀的剂量分布，如手术中瘤床、皮肤或者黏膜表面。

管内近距离治疗是将一线源植入人体管腔内用于治疗其表面及其邻近组织。

通过远程后装治疗系统可以大幅度降低或消除护理人员（及其他负责装源和护理植入患者的医院工作人员）的放射风险，通常利用气动或马达驱动后装系统自动将放射材料在屏蔽源罐和治疗施源器间传送。

二、剂量率

根据国际辐射单位与测量委员会（ICRU）38 号报告，低剂量率近距离治疗剂量率为 40～200cGy/h，治疗时间需要 24～144 小时。

高剂量率近距离治疗剂量率超过 0.2Gy/min（12Gy/h）。现代高剂量率近距离治疗远程后装机使用放射源 1cm 处剂量率可达到 0.12Gy/s（430Gy/h），治疗时间可缩短为几分钟。一个厚重的储源室和远程后装机是高剂量率近距离治疗设施的必备组成部分。

短暂性低剂量率近距离治疗插植的患者在治疗期间将被限制在医院，以控制由于插植源照射引起的周围辐射安全风险。高剂量率近距离治疗插植通常在门诊部进行。

虽然 ICRU38 号报告没有提及，超低剂量率治疗（0.01～0.30Gy/h）在临床上也经常应用，碘-125 和钯-103 粒子永久性植入就属于超低剂量率治疗。

这些放射性核素的临床应用取决于其物理特性，如半衰期、单位活度辐射量、比活度（Ci/g）和光子能量。

三、经典的组织间插植系统

计算机辅助剂量计算出现前，组织间插植使用传统的植入系统（如曼彻斯特系统、Quimby 系统和巴黎系统）。

对于术中可触诊和可直视发现的靶区，经典系统仍然能够指导放射肿瘤医生根据靶区确定布源方式。不论是否使用计算机辅助治疗计划，这些系统都可作为剂量处方的基础。

对于所有类型的插植，经典系统均可用于组织间插植的高级计划设计和计算机计划植入后的手动验证。

组织间插植系统应包括以下要素：①布源规则：对于给定靶区，布源规则决定在靶区内和靶区周围如何布源，如何植入施源器。②剂量规定和植入最优化准则：每个治疗系统的核心都是剂量规定准则（处方剂量定义）。例如，在曼彻斯特（即 P-P）系统中，处方剂量定义为周围放射源包绕靶区内的模剂量。布源规则和剂量规定准则决定了各个植入质量指数之间的平衡，如靶区内剂量分布均匀性、正常组织保护、植入导管数量（创伤程度）、靶区周边剂量分布范围，以及靶区外部高剂量区的存在。③剂量计算辅助工具：辅助工具用来估计特定系统布源规则下满足处方剂量率（系统指定）的源强度。先前的系统（如曼彻斯特和 Quimby 系统）用表格列出每 mgRaEq-h 实际剂量分布与治疗体积或面积的关系。最近的巴黎系统广泛使用计算机治疗计划来获得吸收剂量与源强度和治疗时间的关系。

（一）曼彻斯特系统

（1）曼彻斯特系统由 Ralston Paterson 和 Herbert Parker 提出，也被称为 P-P 系统。

（2）P-P 系统是北美放射肿瘤医师最常用的经典系统。

（3）源排列末端交叉插植的经典曼彻斯特系统，利用铱-192 线源、间隙 1cm 治疗直径 5cm、高 5cm 的圆柱形靶区。所需的源强度计算如下：肿瘤靶区高度＝插植针活性长度＝5cm。

$$治疗体积＝\pi \cdot (2.5)^2 \cdot 5.0＝98.3cm^3 \Rightarrow \frac{726mgh}{1000P-PR}＝\frac{726mgh}{860cGy \text{ 最小剂量}}$$

假定最小周边剂量率＝45cGy/h，圆柱面、中心和两个端面源强比 4:2:1:1，则：

$$mgRaEq/柱面线源＝\frac{4}{8} \cdot \frac{45cGy/h}{860cGy} \cdot \frac{726mgh}{15needles}＝1.271mgRaEp/线源$$

$$mgRaEq/中心＝\frac{2}{8} \cdot \frac{45cGy/h}{860cGy} \cdot \frac{726mgh}{15needles}＝0.791mgRaEq/线源$$

$$mgRaEq/端面线源活性长度＝\frac{1}{8} \cdot \frac{45cGy/h}{860cGy} \cdot \frac{726mgh}{15needles}＝0.317mgRaEq/cm$$

$$3cm \text{ 线源的 } mgRaEq＝3.0 \cdot 0.317＝0.95mgRaEq$$

$$4.5cm \text{ 线源的 } mgRaEq＝4.5 \cdot 0.317＝1.42mgRaEq$$

（4）插植针间距增加到 1.3cm，可以使用的另一种布源方式。

因为线源末端无交叉，需要的活性长度＝靶区长度/0.85＝5.9cm。

有效体积＝π·(2.5)^2·5.9·0.85＝98.5cm^3，从原始 P-P 表格中可查到。

$$\frac{728mgh}{1000P-PR} = \frac{728mgh}{840cGy \text{ 最小剂量}}$$

假定最小周边剂量率＝45cGy/h，圆柱面和中心源强比 4:2：

$$mgRaEq/\text{中心针} = \frac{1}{3} \cdot \frac{45}{840 \times 7} \cdot 728 = 1.86mgRaEq$$

$$mgRaEq/\text{柱面针} = \frac{2}{3} \cdot \frac{45}{840 \times 12} \cdot 728 = 2.17mgRaEq$$

假定相同强度的插植针：$mgRaEq/\text{针} = \frac{45}{840 \times 19} \cdot 728 = 2.05mgRaEq$

（5）曼彻斯特系统应用于 5cm×5cm 的圆柱形靶区，应用铱-192 粒子带，源间距 1cm，插植管间距离 1.3cm。值得注意的是使用等源强刚好能够满足相应的布源规则。假定没有交叉断面，需要的放射性长度＝靶区长度/0.85＝5.9cm→6 粒子/粒子带。

同样的，第一个和最后一个粒子可以看作"端面"粒子，平分靶区边界。

总之，治疗区域面积＝π·(2.5)^2·5.0＝98.2cm^3。

因此，$\frac{726mgh}{1000P-PR} = \frac{726mgh}{860cGy \text{ 最小剂量}}$，通过选择合适的间距，应用等强度的粒源可满足分布原则。为了得到 45cGy/h。

$$mgRaEq/\text{粒子} = \frac{45}{860} \cdot \frac{726}{19 \text{ 粒子带} \times 6 \text{ 粒子/粒子带}} = 0.33mgRaEq/\text{粒子}$$

（6）因为两个端面都没有交叉连接，活性长度将比靶区长度/0.9^2 要长，为 5/0.81≈6.2cm。最短活性长度带≥6.2cm 包含 7 个粒子（AL＝7cm）。检查区域＝治疗区域＝4×7×0.9^2＝22.7cm^2。注意，这里有 10 个中心粒子和 18 个外围粒子，比率为 0.64:0.36，近似于公认的 2:1 比率。相同强度的粒子被放置在这些位置。

$$\text{面积} = 227cm^2 \Rightarrow \frac{402mgh}{1000P-PR} = \frac{402mgh}{860cGy \text{ 最小剂量}}$$

$$\text{延伸矫正因子} = \frac{\text{最长边}}{\text{最短边}} = \frac{7}{4} \cdot 0.81 \approx 1.4 \Rightarrow \text{修正因子} = 1.02$$

假定最小周边剂量率＝45cGy/h，则：

$$mgRaEq/\text{周围粒子} = \frac{2}{3} \cdot \frac{945}{860} \cdot \frac{402 \times 102}{18} = 0.795mgRaEq/\text{粒子}$$

$$mgRaEq/\text{中心粒子} = \frac{1}{3} \cdot \frac{945}{860} \cdot \frac{402 \times 102}{10} = 0.720mgRaEq/\text{粒子}$$

（二）Quimby 系统

（1）Quimby 系统是由 Quimby 和 Castro 于 1920—1940 年在纽约纪念医院提出的。Quimby 系统特点计原则。

剂量和剂量率：5000～6000R/3～4d（60～70R/h）。

剂量规定标准：平面插植/模敷贴：穿过源阵列中心，垂直于插植针平面，针平面 5mm 外一点为剂量规定点；多平面插植：剂量分布在靠近周边插植针端点的插植体积外 3～5cm 的一点为剂量规定点。

剂量梯度：较大的中心高剂量区是多平面插植的特点，但是单平面插植会使靶区边缘剂量低于预置剂量。

线性活性：常量：以前使用 1.0mgRaEq/cm；现在使用 0.5mgRaEq/cm。

源强度分布平面（平面或多平面）：相同强度的插植针均匀分布在靶区面或体积内。

间距：最好以 1.5cm 距离，对于粒子源来说≥1cm。

放置交叉针，平面插植：不清楚。体积插植：如果不用，活性针端面应该延长超过肿瘤靶区边缘 7.5%。

延伸矫正，平面插植：不用。平面插植：使用曼彻斯特系统校正。

（2）Quimby 系统比 P-P 系统简单得多，仅适用于当时美国某些医院使用的某些镭（^{226}Ra）针（通常源强为 1mgRaEq/cm）。

（三）巴黎系统

（1）巴黎系统是由 Pierquin、Chassange 和 Marinello 3 人于 20 世纪 60 年代提出的，主要是应 Henschke 及其同事提出的 ^{192}Ir 后装技术而生。

（2）在美国以外，巴黎系统是最广泛应用于头颈、乳腺和其他器官局部病灶的根治性近距离放疗系统。

四、子宫颈癌的腔内治疗

这部分主要介绍由曼彻斯特系统衍化而来的常用系统（Flethcer 和 Mallinckrodt 系统）。

（一）曼彻斯特系统

（1）曼彻斯特系统是由 Tod 和 Meredith 于 1938 年提出的，是第一个利用施源器和布源规则来满足特定的剂量约束的近距离治疗系统。

（2）首次提出用 A 点照射量，而不是 mgh 来处方剂量。参考点 A 定义如下：宫腔轴线旁 2cm，子宫平面侧穹隆黏膜上端 2cm。

（3）这些看起来有些武断的定义反映了系统提出者的思想："放射性坏死不是因为膀胱和直肠受到的直接照射造成的，而是由阔韧带内侧缘高剂量区造成的，这里子宫血管穿过输尿管"。

（4）他们认为，宫颈旁三角区域的耐受剂量是限制宫颈癌放疗的关键因素，常常用 A 点剂量来代表该区域的平均剂量。

（5）临床实践中，通常用 A 点剂量近似肿瘤平均剂量或最低剂量。

（6）B 点，定义为和 A 点处于同一水平患者中线旁 5cm，常常用来定量闭孔淋巴结受到的剂量。

（7）许多放射肿瘤医师往往使用一个修订定义的 A 点，其定义的参考位置定义到宫颈口（宫腔管环、阴道源最尾部顶端、子宫颈插植的金粒）而不是侧穹隆。A 点定义不同，相应剂量也不同。

（二）腔内治疗的体积规定

（1）ICRU 提出了一种由参考等剂量面所包围参考体积的概念，希望有利于不同治疗中心使用施源器系统、插植技术和处方方法等不同的腔内治疗技术之间的报告和比较。

（2）ICRU 38 号报告推荐，参考体积定义为 60Gy 等剂量面所包围的体积，该剂量包括全盆腔外照射剂量和腔内插植剂量。

（3）对于非标准源，比如使用微型卵形器、大尺寸阴道施源器或者非标准长度宫腔管，阴道和子宫靶区处方每小时毫克镭当量将遵从以下准则予以修订：①靶区每小时毫克镭当量在阴道和子宫两者之间均分。当使用非标准施源器时，这两部分需要分别处理。②使用微型阴道施源器的阴道每小时毫克镭当量受阴道表面剂量限制的影响。表面剂量也称为拉德表面剂量，定义为一个包含罩子的阴道施源器的圆柱形侧表面正中央的剂量。拉德表面剂量包括 6%平均施源器屏蔽校正和全盆腔外照射剂量，但不包括宫腔管和对侧阴道施源器的剂量贡献。当今治疗方案在阴道近端该剂量限制为 150Gy，阴道远端为 90Gy。对于中等和较大的阴道施源器，阴道每小时毫克镭当量按指定分数增加以补偿源到表面距离的增加。③当宫内使用中等和较短的宫腔管时，靶区每小时毫克镭当量相比标准宫腔管，按铯-137"缺失"分数成比例减小。因此，宫腔管部分的治疗时间是不变的，与源大小无关。④随肿瘤尺寸增加，放疗重点从腔内植入治疗逐渐变为外照射治疗剂量，A 点剂量从小的Ⅰb 期病灶（＜1cm）的 70Gy 增加到Ⅳ期病灶的 94Gy。⑤对于非常小的或非常大的插植治疗，某一特定单位实际使用的每小时毫克镭当量可能会偏离靶区，mgRaEq-h 处方剂量高达－30%～＋40%。⑥尽管治疗时间取决于 mgRaEq-h 的处方量，但几乎保持不变，A 点总剂量与施源器尺寸和曼彻斯特系统特征定义毫不相关。⑦即使对于局部晚期病灶，全盆腔外照射剂量限制在 20～40Gy，相比较高的膀胱（80Gy）和直肠（75Gy）剂量也是可以接受的。

（三）腔内近距离治疗的剂量规定

（1）对于曼彻斯特式布源准则和施源器，A 点剂量率近似不变，与布源方式无关，使得 A 点剂量和时间呈线性关系，而不是 maRaEq-h 与呈线性关系。

（2）尽管腔内植入治疗方法在几何学和布源方式方面有明显差异，但在临床剂量范围内，相同的 mgRaEq-h 某一特定剂量面所包绕的体积相当。指定处方 mgRaEq-h 放射源沉积能量的过程，相当于治疗患者直到参考等剂量面扩展到指定区域。

（3）临床实践中使用其他参数作为约束和指南的 mgRaEq-h 系统也更像曼彻斯特系统，而不使用严格 mgh 的概念。这些参数意义如下：①mgRaEq-h 或 mgh，限制受到高剂量照射的组织区域；②A 点，确保肿瘤周围受到足够剂量；③阴道表面剂量，确保与施源器系统直接接触的黏膜表面受量在耐受剂量之内；④治疗时间，间接控制 A 点剂量。

（4）临床实践中，通常是在直视和触诊引导下植入，放射肿瘤医师根据以往治疗结果的知识决定治疗处方，即基于类似病情、肿瘤大小和位置接受相同治疗方案患者的治疗结果确定治疗处方。

（5）植入治疗系统必须作为一个整体使用：混淆不同临床系统的剂量规定方法、植入技术和正常组织剂量-响应关系是非常危险的。这会导致较差的或无法确定的临床治疗结果。例如，使用 MIR 直肠最大耐受剂量（75～80Gy）来指导另一剂量学系统的处方量设置，而该系统使用了较高的全盆腔照射剂量或布源的填充较少，这将无法保证直肠的放射并发症在一个可接受的范围内。

（6）因为经典的剂量规定不能完全描述剂量分布，因此，放射肿瘤医师必须经过严格的训练，掌握腔内治疗学系统的所有细节，以能获得预期的、稳定的治疗结果。

（7）对于临床物理师，在剂量学实际工作中参照过去的临床经验，常常比相信计算的剂量分布的绝对准确性或取得与某些治疗系统之外的实际标准或定义的一致更为重要。

这样会导致较差的或无法确定的临床治疗结果。例如，使用较高的全盆腔剂量或填充不足的布源系统，但仍使用直肠最大耐受剂量（75～80Gy）来指导处方将不能保证临床并症在可接受范围内。

由于经典剂量规定的定量参数不能完整描述剂量分布，因此，放射肿瘤医师必须重新培训，掌握腔内剂量学系统的所有细节，从而达到预期结果。

对于临床物理师，在剂量学实际工作中参照于过去的临床经验常要比计算剂量分布的绝对准确性更为重要，同样也比参照该剂量学系统之外的实践标准或定义更为重要。

五、高剂量率近距离治疗

大多数高剂量率（HDR）放疗机采用铱-192（^{192}Ir）或钴-60（^{60}Co）源。^{192}Ir 源体积较小，但要频繁换源（通常每 3～4 个月）。而对于类似衰减率的 ^{60}Co 源只需要每 6～8 年换一次。

较小的 ^{192}Ir 源可以通过组织间插植或管内施源器到达身体的更多部位。而 ^{60}Co 和 ^{137}Cs 源只适合于腔内或一些管内治疗，如食管。

实际上，设计用于低剂量率手工后装的施源器已经修改或可以修改用于高剂量率治疗。

施源器、源导管和后装机必须是一个封闭系统，以保证 HDR 放射源不要遗留在患者体内。

从 LDR 转换为 HDR 系统的单位必须认真评估新施源器剂量学系统的特点，了解两种系统剂量分布的差异。

HDR 近距离治疗室的屏蔽必须由合格的物理师进行评估，以确保工作人员和公众接受照射处在允许的剂量范围内。

对于使用 ^{192}Ir 的 HDR 治疗机，远程操作后装机离墙壁及天花板至少 5 英尺（1.534m），通常屏蔽要求是 4～5cm 铅或 43～50cm 混凝土，较大治疗室的墙体厚度要求可以降低。由于射线未被准直，所有方向的防护都应是相同的。同时还必须限制后装机的移动以防对治疗室门的直接辐射。

（一）剂量学

对于 HDR 近距离治疗使用的所有放射源，源强度的基本参数都是由源垂直平分线上某一参考距离处测量空气比释动能率（RK）确定的。不同学者可能提出略有不同的术语和测量技术，但其基本概念是一致的。

剂量误差的大小取决于源步进速度、源强度、驻留时间和植入几何学。对于常用后装机和插植技术，这一误差应不超过 2%，但也不能总认为可以忽略，尤其是当源驻留时间很短的时候。

即使考虑了不同驻留位置间源传输时间，但源到达第一个驻留位及从最后一个驻留位返回过程中也必然产生一定的剂量效应，一般 2mm 源导管表面这一剂量为 0.1～0.15Gy。其临床重要性取决于分次数量及距离敏感器官的远近，但很明显需要考虑传输管的路径。

（二）剂量/体积优化

（1）为治疗某一给定体积，未优化的插植范围要大于优化的插植范围。

（2）从未优化的 LDR 技术转换到优化的 HDR 技术，医生需要改变插植几何学、剂量和分割方式。

（3）HDR 远程操控后装机（尤其是源步进型）的优点是可以通过控制每个驻留位置的驻留时间来调整剂量分布。

（4）基于改变驻留时间的优化方法在调整剂量分布能力方面具有一定的局限性。

（5）每个小放射源的剂量贡献随驻留时间线性变化，而与距离的平方成反比关系。

（6）优化算法可以分为两大类：①剂量点优化：临床问题可以描述为通过优化实现在特定点达到预期的剂量。②几何优化：插植管或针穿入靶区，在不单独设置剂量点的情况下，仅通过调整源位置进行优化求解。

六、放射生物剂量学

由于缺乏文献记载和经验总结，放射肿瘤医生经常需要应用生物效应剂量模型将 LDR 转换成 HDR。

应用最普遍的是线性二次方程（LQ）模型。

（一）近距离治疗的线性二次方程模型

（1）经 N 次相等的照射，每次治疗时间为 t，剂量率为 R，并对总治疗时间 T（天）内细胞的再群体化给予校正，则 LQ 方程表达为：

$$-\ln S = N\left[\alpha(Rt) + G\beta(Rt)^2\right] - 0.693T/T_{pot}$$

式中，T_{pot} 是细胞潜在倍增时间（天），ln2 等于 0.693。

（2）方程两边均除以 α，则推导出生物有效剂量（biologically effective dose，BED）公式，亦称为"外推响应剂量（ERD）"：

$$\frac{-\ln S}{\alpha} = BED = NRt\left[1 + G\frac{Rt}{(\alpha/\beta)}\right] - 0.693T/\alpha T_{pot}$$

参数 α/β 代表细胞对数存活曲线的弯曲程度。

（3）对于 HDR 治疗，因每次放疗的时间很短，可以忽略照射期间发生的修复，但分次治疗之间的间隔时间较长，足以完成细胞的完全修复。

$$G = 1$$

（4）对恒定剂量率的连续照射（LDR），G 值为：

$$G = \frac{2}{\mu t}\left[1 - \frac{1 - e^{\mu t}}{\mu t}\right]$$

式中 μ 是修复率常数（亦即半值修复时间为 $0.693/\mu$），文献中线性二次模型计算中使用的 μ 值通常为：

晚反应正常组织：$\mu = 0.46h^{-1}$（$t_{1/2} = 1.5h$）。

肿瘤：$\mu = 0.46 - 1.40h^{-1}$（$t_{1/2} = 1.5 - 0.5h$）。

Thomadsen 和 Das 发现，大多数组织修复时间 1.5 小时，但实际情况更为复杂，修复快的修复时间可能只有 20 分钟，而修复慢的修复时间达 2.2 小时。

（5）BED 的含义为"生物效应剂量"，它不仅取决于照射的物理剂量，而且与剂量率、每次照射时间、分次剂量、分次治疗的时间间隔相关。

（6）生物效应剂量可用于 LPR 到 HDR 的转换，但是如果不首先了解 LDR 和 HDR 等效的放射生物学原理而盲目地应用此数学模型，则不可能正确地进行转换。

（二）BED 用于方案等效性计算

（1）确定与 57.6Gy/（72h）·0.8Gy/h LDR 等效的 HDR 治疗方案，需要首先分别列出对于肿瘤和晚反应正常组织的下述等式：

$$BED_{LDR} = BED_{HDR}$$

（2）对于肿瘤：假定可以忽略再群体化，$\alpha/\beta = 10Gy$，$\mu = 1.4h^{-1}$。这样根据上述公式可以计算如下：

$$57.6 \left[1 + \frac{2 \times 0.8}{1.4 \times 10} \left(1 - \frac{1 - e^{-1.4 \times 72}}{1.4 \times 72} \right) \right] = Nd \left(1 + \frac{d}{10} \right) = 64.1$$

式中，N 和 d 分别为等效 HDR 的分割照射次数和分次照射剂量。

（3）对于晚反应组织：$\alpha/\beta = 2.5Gy$，$\mu = 0.46h^{-1}$，则正常组织效应剂量为：

$$57.6 \times 0.8 \left[1 + \frac{2 \times 0.8 \times 0.8}{0.46 \times 2.5} \left(1 - \frac{1 - e^{-0.46 \times 72}}{0.46 \times 72} \right) \right] = 0.8Nd \left(1 + \frac{0.8d}{2.5} \right) = 95.8$$

等于肿瘤效应剂量的 0.8 倍，然后根据上述公式得出：

$$\frac{0.8 \left(1 + 0.32d \right)}{1 + 0.1d} = 1.495$$

或者 d＝6.53Gy。

（4）把该 d 值代入上述公式得出 N＝5.94 次，因为分次应为整数，所以将 6 次代入上述公式，这样算出分次剂量为 6.5Gy。

七、高剂量率近距离治疗的应用

（1）在近距离放疗中，正常组织与肿瘤组织非常贴近，与 LDR 等效的 HDR 的分次剂量较低，需要分几次治疗。

（2）LQ 模型计算表明，替代 60Gy/0.5Gy·h^{-1} 的 LDR 插植，需要分次剂量为 3.5Gy 的 HDR 治疗 13 次。有利的是 HDR 有一个优势，即通过控制步进源的驻留时间实现"最佳"的剂量分布。

（3）HDR 还有一个"额外"的几何上保护危及器官的优势。对于上述实例，如果 LDR 的 F＝1，即使只有 10% 的额外保护（HDR 的 F＝0.9），LQ 模型计算显示 HDR 的等效分次数由 13 次降低到 6 次。

（4）如果 LDR 插植也使用步进源技术，则 HDR 优化的潜在优势将消失，这是脉冲式剂量率近距离治疗的基础。

八、HDR 近距离治疗的剂量分割

（1）对于 HDR 和 LDR 对 I、II 期宫颈癌腔内放疗剂量分割相关性的研究，Arai 等给出的结论是：腔内放疗最佳剂量分割为：①HDR，A 点剂量（28±3）Gy，分 4~5 次；或（34±4）Gy，分 8~10 次；或（40±5）Gy，12~14 次；②LDR：A 点剂量（51±5）Gy，3~4 次完成。采用 LDR

技术 A 点剂量与欧洲和美国采用的相同技术相比，剂量偏低。

（2）Liu 等根据 LQ 模型提出了等效换算表，将传统的 LDR 在 A 点的剂量和分割次数转换为 HDR 的治疗方式。根据剂量率，可以计算出采用不同分割方式相应的照射剂量。他们预测，根据治疗增益比，2～4 次 LDR 和 4～7 次分割的 HDR 的近距离治疗可获得相似的治疗效果。

（3）Orton 等分析了 56 个单位 17000 多例 HDR 远程控制后装治疗的结果：平均分割次数和分次剂量分别为 5 次和 7.5Gy；HDR 和 LDR 的总剂量比 0.5～0.6，HDR 和 LDR 放疗后的生存情况相似；HDR 分次剂量＞7.5Gy 会导致较高的放疗并发症。

（4）Petereit 和 Pearcey 基于临床经验提出了宫颈癌 HDR 近距离治疗的推荐剂量分割方案。除 Ⅲ 期肿瘤患者外，HDR 与 LDR 治疗结果相当。

（5）美国近距离治疗学会（ABS）近期发布了宫颈癌 HDR 近距离治疗指南。

（6）Matel 等和 Martinez 等对高危局限期前列腺癌患者应用 HDR 近距离治疗结合 45Gy 盆腔（四野）外照射。

九、宫颈癌影像引导的近距离治疗

优势是生成与靶区更适形的剂量分布，同时减少对正常组织的剂量。与 2-D 成像相比，3D 成像可以更准确地界定妇科肿瘤和危及器官，如计算机断层成像（CT）、磁共振成像（MRI）和（或）正电子发射断层成像（PET）。危及器官包括小肠、乙状结肠、直肠和膀胱。2005 年 ABS 和 GEC-ESTRO 在美国同意推荐和引用 GEC-ESTRO 指南，实施宫颈癌基于 3D 影像引导的治疗计划。

1. 方法

（1）插入施源器后，为患者成像来协助设计治疗计划。

（2）成像包括正交胶片、CT 和（或）MRI。

（3）MRI 适于勾画残余宫颈肿瘤轮廓。

（4）CT 影像不易区分宫颈和宫旁组织，会导致侧向体积外轮廓勾画过大。CT 还能分辨超过 A 点的肿瘤，必要时可以外扩靶区。

（5）勾画轮廓指南包括确定高危临床靶区（HR-CTV）和中危临床靶区（IR-CTV）。

（6）HR-CTV 勾画包括整个宫颈（Ⅰ期）、CT 和 MRI 显示的扩展到周围组织的肿瘤（Ⅱa～Ⅳa 期），以及近距离治疗时临床检查发现的残余病灶。

（7）IR-CTV 是在 HR-CTV 基础上外扩 1cm，调整了诊断时的病灶范围并删除因外扩而引起的勾画进膀胱、乙状结肠或直肠的部分。

2. 肿瘤和危及器官的剂量规定

（1）处方可以选择基于 A 点剂量的处方，基于 3D 影像 CTV 剂量的处方，或者两者的结合。

（2）可以基于 ICRU 定义、DVH 参数或两者组合报告 OAR 剂量。

（3）最常用的基于 3D 计划的 DVH 参数包括 D2cc、D1cc、D0.1cc、D5cc、D90、D100、D150、D200、V100、V150、V200。

（4）可以基于 A 点剂量达到处方剂量和（或）CTV D90 达到预期剂量修正治疗计划。

（5）ICRU 膀胱参考点剂量要求＜80Gy，或 D2cc＜90Gy。

（6）ICRU 直肠参考点剂量要求＜75Gy，或 D2cc＜75Gy。乙状结肠推荐 D2cc＜75Gy。

（7）小肠、尿道和阴道的三维剂量体积阈值没有阐明。

3．展望

（1）基于三维计划的剂量体积分布与不良反应的关系还需进一步评价。

（2）大量的前瞻性临床试验将会更明确地验证基于 MRI、CT 和 PET 三维影像近距离治疗的优势。

第二章 肿瘤的微创治疗

第一节 支气管肺癌的微创治疗学

一、概述

肺癌是最常见的肺原发性恶性肿瘤，绝大多数肺癌起源于支气管黏膜上皮，故亦称支气管肺癌。近 50 多年来，世界各国特别是工业发达国家，肺癌的发病率和病死率均迅速上升，死于癌症的男性病人中肺癌居首位。近 30 多年来，我国肺切除术的病例中肺癌逐渐增多，已跃居所有肺切除病例首位。据上海市恶性肿瘤资料统计，在男性癌肿病例中，肺癌发病率急剧增多，居第一位。

（一）肺癌病因

（1）吸烟：根据各国的大量调查资料说明，肺癌的病因与吸纸烟关系极为密切。肺癌发病率的增长与纸烟销售量增多成正比关系。纸烟中含有苯并芘等多种致癌物质。有吸烟习惯者肺癌发病率比不吸烟者高 10 倍，吸烟量大者发病率更高，比不吸烟者高 20 倍。20 世纪末，在西欧国家随着妇女吸烟者日益增多，女性患者肺癌的发病率也明显升高。长期吸烟可引致支气管黏膜上皮细胞增生、鳞状上皮细胞增生，诱发鳞状上皮癌或未分化小细胞癌。

（2）大气污染：工业发达国家肺癌的发病率高，城市比农村高，厂矿区比居住区高。调查材料表明，大气中苯并芘浓度高的地区，肺癌的发病率也升高。大气污染与吸纸烟对肺癌的发病率可能互相促进，起协同作用。

（3）职业因素：经过多年的调查研究，目前已公认长期接触铀、镭等放射性物质及其衍化物、致癌性碳氢化合物、砷、铬、镍、铜、锡、铁、煤焦油、沥青、石油、石棉、芥子气等物质，均可诱发肺癌，主要是鳞癌和未分化小细胞癌。

（4）肺部慢性疾病：如肺结核、硅肺、尘肺等可与肺癌并存。这些病例癌肿的发病率高于正常人。此外，肺支气管慢性炎症及肺纤维瘢痕病变，在愈合过程中可能引起鳞状上皮化生或增生，在此基础上，部分病例可发展成为癌肿。

（5）人体内在因素：如家族遗传，以及免疫功能降低，代谢活动、内分泌功能失调等也可能对肺癌的发病起一定的促进作用。

（二）肺癌病理

肺癌的分布是右肺多于左肺，下叶多于上叶。起源于主支气管、肺叶支气管的肺癌称为中央型肺癌。起源于肺段支气管远侧的肺癌，位于肺的周围部位者称为周围型肺癌。绝大多数肺癌起源于支气管黏膜上皮，但亦有少数癌肿起源于肺泡上皮或支气管腺体。癌肿在成长过程中沿支气管壁延伸扩展，并穿越支气管壁侵入邻近肺组织形成肿块，同时突入支气管内造成管腔狭窄或阻塞。癌肿进一步发展播散则可从肺直接蔓延侵入胸壁、纵隔、心脏、大血管等邻近器官组织，经淋巴管血管转移到身体其他部位或经呼吸道播散到其他肺叶。癌肿的生长速度和转移扩散途径取决于癌肿的组织学类型、分化程度等生物学特性。

按癌细胞形态特征，通常将肺癌分为以下主要类型。

（1）鳞状上皮细胞癌（简称鳞癌）：在各种类型的肺癌中鳞癌最为常见，占 50%。患者年龄大多在 50 岁以上，男性占多数，且有长期大量吸烟病史。鳞癌大多起源于较大的支气管，常为中央型肺癌。鳞癌的分化程度高低不一，但一般生长较为缓慢。鳞癌的病程较长，较晚发生转移，且通常首先经淋巴管转移，到晚期才发生血行转移。手术切除率较高，对放射及化学疗法的敏感度不及未分化癌。

（2）未分化小细胞癌：在各种类型的肺癌中未分化小细胞癌占 20%。发病年龄较轻，多见于男性，多数患者有吸烟史。一般起源于较大支气管，大多为中央型肺癌。小细胞癌分化程度低，生长快，较早出现淋巴管转移和侵入血管经血行广泛转移到身体远处器官组织，因此在各类肺癌中，小细胞癌的预后最差。小细胞癌对放射治疗和（或）抗癌药物治疗敏感度高。

（3）腺癌：在各类肺癌中占 20%。腺癌与吸烟无密切关系，一部分病例癌肿发生在肺纤维瘢痕病变的基础上。腺癌在早期一般没有明显的临床症状，往往在胸部 X 线检查时发现。癌肿生长较缓慢，但有的病例较早即发生血行转移，较常在呈现脑转移症状后才发现肺部原发癌肿。腺癌对放射治疗敏感度差。

（4）细支气管肺泡癌：在各类肺癌中占 3%，女性较多见。癌肿常位于肺野周围部分，分化程度好，生长缓慢，此型肺癌与肺部炎症引致的瘢痕病变可能有密切关系。细支气管肺泡癌起源于末梢细支气管和肺泡的上皮组织。细支气管肺泡癌大多呈孤立或多个圆形结节，常累及胸膜，少数病例呈弥漫性浸润，遍及一个肺段、肺叶或双侧肺，形似肺炎或粟粒性结核。癌细胞沿细支气管肺泡管和肺泡壁生长，常分泌黏液，一般呈单层排列，不侵犯肺泡间隔，因而肺泡结构仍保持完整。细支气管肺泡癌很少经淋巴或血行转移，但常侵及胸膜，产生胸腔积液，或经气道广泛播散，导致呼吸功能衰竭。

（5）未分化大细胞癌：此型肺癌不多见，半数起源于较大支气管，癌肿体积较大，恶性度高，经淋巴管或血行转移发生较早，有时在发现脑转移后才被发现，预后差。

（6）支气管腺瘤：支气管腺瘤是起源于支气管黏膜下黏液腺及腺管上皮细胞的一组原发性肺、支气管肿瘤。发病率较低，仅占 2% 左右。这一组肿瘤生长缓慢，肉眼观察边界清楚，但常侵蚀邻近组织，可发生远处转移。切除不彻底，易局部复发，因此应列为低度恶性肿瘤。支气管腺瘤常发生于较大支气管，肿瘤血管丰富，发病年龄小，多见于女性。常见的临床症状为咳嗽、咯血和肿瘤阻塞支气管管腔引起的阻塞性肺气肿、肺不张或肺部感染。

（三）肺癌临床表现

1．肺癌早期症状

肺癌在早期并无特殊症状，仅为一般呼吸系统疾病所共有的症状，如咳嗽、痰血、低热、胸痛、气闷等，很容易被患者和医生所忽略。以下为肺癌早期常见症状的具体表现如下。

（1）咳嗽：肺癌因长在支气管肺组织上，通常会产生呼吸道刺激症状而发生刺激性咳嗽。初期多为干咳，呈阵发性或间歇性，无痰无血。如伴轻度炎症则可有少量痰液，一般药物效果不佳。对年龄在 40 岁以上出现不明原因的咳嗽者，必须引起重视，特别是长期吸烟的高危人群应做进一步检查。

（2）痰血：肿瘤炎症致坏死、毛细血管破损时会有少量出血，往往与痰混合在一起，呈间歇或断续出现。很多肺癌患者就是因痰血而就诊的。

（3）低热：肿瘤堵住支气管后往往有阻塞性肺炎存在，程度不一，轻者仅有低热，重者则有高热，用药后可暂时好转，但很快又会复发。

（4）胸部胀痛：肺癌早期胸痛较轻，主要表现为闷痛、隐痛、部位不一定，与呼吸的关系也不确定。如胀痛持续发生，则说明癌症有累及胸膜的可能。

（5）气闷和气急感：肿瘤的存在使正常肺功能受到影响。劳累时易表现为气闷和气急，这种情况以中央型肺癌最为明显。

（6）其他：如游走性关节痛，很像关节炎病史，但经查明往往是有肺癌存在，这就是所谓的肺外症状。

有 1/3 的早期肺癌没有症状，还有一部分患者尽管有轻微的早期症状，但未重视或被误诊，而延误了病情。所以要发现早期的肺癌患者，还需经常性地进行大规模的人群普查，特别是对发病率较高的厂矿、城市，每年应进行一次普查。

2．肺癌晚期症状

（1）局部晚期肺癌的症状

胸痛：肺表面 3/4 的区域被胸壁环绕，它是由一薄层内膜（壁层胸膜）、脂肪、肌肉、肋骨及皮肤按不同比例构成的。肿瘤侵及以上任一部分均会引起疼痛。因而大多数已发生胸内区域性播散的肺癌患者均有胸痛症状。

肩背痛：肺尖肿瘤或其他部位肿瘤侵至此区往往会感到受累侧上肢的疼痛、乏力，被称作上沟癌，作为肺癌的一种常以肩痛为主要症状。这种疼痛往往需要镇痛剂才能得以缓解。通常这类患者极易被转给整形外科医生或神经科医生处理，从而丧失了早期诊断的机会。

声嘶：若肿瘤侵及纵隔左侧，使喉返神经受到压迫，就会发生声嘶，但无咽痛及上呼吸道感染的其他症状。

颈静脉怒张：若肿瘤侵及纵隔右侧压迫上腔静脉，最初会使颈静脉因回流不畅而怒张，最后还会导致面、颈部水肿，这需要及时诊断和处理。

胸腔或心包积液：若纵隔淋巴结被肿瘤阻塞，可形成心包积液或胸腔积液。

气促：心包和胸腔积液均可导致气促。常在慢性肺部疾病气促的基础上呈进行性加重，最后发展到静息状气促。

（2）肺癌广泛转移症状：最常见的远处转移或全身转移症状是乏力、消瘦。发生远处转移的患者都有不明原因的消瘦，这往往发生于食欲下降之前，且即使增加食量也无济于事。若病灶转移到脑，则可产生持续性头痛、视力模糊，继续发展可能导致意识模糊甚至癫痫。这种头痛的性质与普通的紧张性头痛无明显差别，因此极易被人们忽视。视力模糊主要表现为读报或看电视感到困难。若癌症转移到骨，则会导致骨质破坏，当破坏到一定程度时，骨痛也随之产生。若发生于负荷较大的长骨如股骨或肱骨，则极易发生骨折。发生脊柱转移可引起背部疼痛，进一步转移至脊髓，可有下肢无力、大小便失禁，最终可导致转移点以下部位瘫痪。因此，重度吸烟患者若出现背痛也应引起足够重视。

（四）肺癌诊断要点

（1）痰液细胞学检查：广泛应用于肺癌的诊断。痰检也可用于肺癌高危人群的普查。早期即可在痰中发现癌细胞。

（2）X线检查：在肺癌的诊断中，胸部的X线平片是一项最重要的检查。表现为肿块影、肿块远端肺部感染等炎性改变。

（3）CT检查：CT检查在很大程度上优于常规的X线检查，尤其在判断纵隔有无转移时，是X线检查不能取代的。

（4）磁共振（MRI）显像：磁共振的对比度、分辨率优于CT，更易鉴别和明确实质性肿块与血管的关系。

（5）支气管镜检查：支气管镜检查是诊断肺癌的有效手段，可以观察肿瘤的部位和范围。取组织做病理学检查，还可以根据声带、气管和隆凸的情况来推测手术切除的可能性。

（6）纵隔镜检查：纵隔镜检查是诊断肺癌纵隔淋巴结转移的有效手段，配合分期对决定治疗方案有重要价值。

（五）肺癌的治疗

1. 肺癌的治疗方案主要依据

（1）肺癌的细胞类型。从治疗角度考虑，目前全世界都倾向于分成两大类：小细胞肺癌和非小细胞肺癌。前者占全部肺癌的1/5。在临床上表现为高度恶性，早期就可能广泛转移，但对化疗和放疗很敏感。后者又包括鳞癌、腺癌、腺鳞癌、大细胞癌、类癌等多种原发性肺癌，但治疗方法大同小异，故归为一类。

（2）肺癌的临床分期：肺癌的临床分期主要根据原发灶大小、淋巴结转移情况和有无远处转移，即TNM分期来决定。由于肺癌容易隐蔽地转移到头颅和骨骼，所以，在临床分期前，都要常规做头颅磁共振或头颅增强CT检查，还要做同位素骨扫描（骨ECT）。

（3）患者的全身情况：至于患者的全身情况，除年龄、体质外，还必须了解一些重要脏器的功能，如心肺肝肾功能的测定，特别是肺功能情况，对决定手术范围极其重要。

2. 根据上述三方面，确定合适的治疗方案

（1）小细胞肺癌：一般不首选手术，主张先行化疗或化疗加放疗。若小细胞肺癌尚未发现明显转移，则一般化疗3～4个疗程后再手术，手术后再行化疗2～3个疗程，或再加局部放疗。若小细胞肺癌已有广泛转移，则以化疗为主，局部残留癌灶再行补充放疗，手术基本不考虑。

（2）非小细胞肺癌：首先要看临床分期：0期、Ⅰ期、Ⅱ期、Ⅲa期首选手术治疗。手术方法可根据医院的设备和技术水平，行开胸常规手术，可于胸腔镜下微创手术。手术范围根据病灶大小和患者肺功能情况决定，行肺段或肺楔形切除、肺叶切除、全肺切除等，再加淋巴结清扫。所有手术后需再行辅助化疗4～6个疗程，若术后有病灶残留或切缘癌细胞阳性，再加放疗。因体质差不能耐受手术，或患者不愿手术，可用放疗或放疗加化疗。未手术的Ⅲb期或Ⅳ期患者，应以化疗和放疗为主要治疗方法。对一些用常规治疗方面疗效不佳，而不适合常规治疗的患者，可采用其他微创治疗，如γ刀、X线刀、热疗、氩氦刀靶向冻融治疗、射频消融治疗、微波固化治疗等措施。

对所有肺癌患者都应采取综合性治疗措施，并在治疗过程中根据病情变化，随时调整治疗方案。

二、支气管肺癌的微创手术治疗

随着科学技术的进步，外科手术技术及麻醉技术有了飞速的发展。选择性单肺通气的运用，使多数肺癌的外科治疗可以安全地通过微创手术完成。现在肺癌的微创手术治疗主要包括两种方法：胸腔镜治疗肺癌；微创肌肉非损伤性手术治疗肺癌。这两种方法与传统的胸部后外侧切口开胸手术比较，均具有创伤小，恢复快，出血、输血少，对心肺功能损伤小，开、关胸时间短，术后并发症少等优势。

（一）胸腔镜治疗肺癌（video-assisted thoracoscopic surgery，VATS）

1. 手术适应证

（1）I期肺癌且肿瘤位置位于周围，支气管镜检各级支气管未见异常，纵隔检查属于阴性，胸膜无转移，肺裂发育好。

（2）直径<3cm，位于周边的孤立转移病灶。

（3）心肺功能稍差不能耐受标准开胸手术的周围型肺癌。

（4）IV期肺癌并大量胸腔积液，经多次胸腔穿刺，积液不能控制但肺能复张。

2. 胸腔镜治疗肺癌的手术操作

静脉复合全身气管内全麻，双腔管气管插管，术中健侧单肺通气。标准侧卧位，经腋中线第6肋或第7肋间长1cm切口经Trocar置入胸腔镜，探查胸腔，明确病变及胸膜粘连情况，决定是否适合施行小切口肺叶切除。再于锁骨中线-腋后线间做第2个切口5～12cm（病变若位于肺上叶，切口选在第4肋间，肺下叶选第5肋间），向后均不超过背阔肌前缘。对于肺孤立性结节，为明确诊断，先行肺楔形切除快速冷冻病理切片，明确诊断后行肺叶切除，已确诊者即进入肺叶切除手术。电凝灼游离切断肺下韧带及肺与胸壁间的所有粘连带后，在胸腔镜和小切口视野下解剖肺门，与标准后外侧切口手术相似。先后处理肺静脉与肺动脉，用丝线先结扎后缝扎，丝线于胸外打结，然后USCC推结器推入胸腔结扎。支气管用残端闭合器关闭。肺叶切除后分组清扫纵隔肺门区淋巴结，此时能充分暴露肺门及纵隔，用抓钳钳夹，提起纵隔内淋巴组织和脂肪组织一起切除。关胸前生物蛋白胶封闭支气管残端及叶间肺断面。第1个切口放置胸引流管，常规关胸。

VATS手术有时需要扩大某一器械操作口至5～12cm，称为胸腔镜辅助小切口（VAMT）。VAMT是VATS的改进术式，手术适应证和手术操作与VATS相同。

（二）微创肌肉非损伤性手术治疗肺癌（muscle-sparing thoracotomy，MST）

1. 适应证

微创肌肉非损伤性开胸术可满足完成各种肺癌手术的需要，也就是说，只要适合传统开胸行肺切除的肺癌，均可行MST。适应证如下。

（1）无远处转移（M_0）者，包括实质脏器，如肝、脑、肾上腺、骨骼、胸腔外淋巴结等。

（2）癌组织未向胸内邻近脏器或组织侵犯扩散者，如主动脉、上腔静脉、食管和癌性胸液等。

（3）无喉返神经、膈神经麻痹。

（4）无严重心肺功能低下或近期内心绞痛发作者。

（5）无重症肝、肾疾患及严重糖尿病者。

具有以下条件者，一般应慎做手术或需做进一步检查治疗：①年迈体衰，心、肺功能欠佳者；②小细胞肺癌除Ⅰ期外，宜先行化疗或放疗而后再确定能否手术治疗；③X线所见除原发灶外，纵隔亦有几处可疑转移者。

2．手术方法

静脉复合麻醉，单腔或双腔气管插管。标准后外侧切口体卧位，侧胸壁切口，长7～14cm，切开皮肤、皮下组织，以切口为对角线菱形游离皮下组织下肌层间隙，充分游离背阔肌和前锯肌。向后牵拉背阔肌，沿前锯肌肌肉纤维方向钝性分离至肋间表面，选定目标肋间，沿目标肋骨的上缘进入胸腔。根据手术的不同和胸腔内操作的需要，目标肋间可以是第3～7肋间不同。肋间置入小号撑开器，根据手术的目的、病变的部位和分期行手术。进胸及关胸时间明显缩短。微创肌肉非损伤性开胸术治疗肺癌应选择好正确的切口和肋间入路：不论是肺叶切除还是全肺切除，最主要的是安全、正确地处理好肺血管和支气管。通过术前检查，对于肺癌的位置、大小、范围、胸壁或纵隔受侵、纵隔淋巴结转移等问题多有较明确的判断，分析手术的困难所在，切口的选择以方便处理肺门血管为准。对有胸壁受侵者，在选择好肋间入路的基础上，切口偏前或偏后些以靠近受侵犯的胸壁。微创肌肉非损伤性开胸术治疗肺癌可获得满意的局部视野，麻醉双腔气管插管，选择性单肺通气，保证手术侧肺萎陷满意。

三、支气管肺癌的放射治疗

放射治疗是支气管和肺癌微创治疗的重要组成部分，任何一种肺癌在其发展的某一个阶段中，都可以进行放疗，但是由于放疗是一种局部治疗，因此在强调手术、化疗和放疗综合性治疗的基础上，应该根据患者的具体情况，确定治疗方案。除了普通放射治疗外，还有更加精确、副损伤更小的三维适形放射治疗、立体定向放射治疗、调强适形放射治疗、质子放射治疗、赛博刀等多种形式。

（一）非小细胞肺癌的放疗

非小细胞肺癌包括鳞癌、腺癌、大细胞癌、腺鳞癌等。对其的放疗多与手术治疗综合使用。放疗还是中晚期非小细胞肺癌的主要治疗手段。然而，70%～80%的病人在放疗后1～2年死于远处转移或伴有局部肿瘤未控制。

1．与手术结合治疗的指征

（1）中央型肺癌病灶易侵犯纵隔内器官，手术不能切除。

（2）单纯放射治疗后，原发灶残留或复发的机会很高。

（3）肺门及纵隔淋巴结转移率很高，手术难以切除。

（4）病变容易侵犯血管，单纯手术时术中容易促进转移。

（5）手术野内亦有肿瘤种植。

2．与手术结合治疗的方法

（1）术前放疗：术前放疗曾被一度推崇，认为放疗能使原发灶肿瘤体积缩小，使肿瘤与周围组织结构血管和重要器官癌性粘连程度减少，因而能使一些在技术上不能切除的肿瘤变为能切除，提高了手术切除率。另外，由于肿瘤在放疗后缩小，有可能使手术范围缩小。如单纯手术需要全肺切除，术前放疗后有时可改为肺叶切除，扩大了手术适应证。此外，放疗后肿瘤血管闭塞、癌性粘连为纤维粘连，从而使术中出血减少，手术难度降低。缺点是定位不易准确，放射野大，往往伤及健肺，损害肺功能，而且放疗可以使肺部粘连增加，放射野内胸膜增厚，肺门分离困难，使治疗相对变复杂，疗程长，费用高。目前采用的术前放疗方法如下。

低剂量短间隔：手术前照射 50～20Gy，分 1～10 次完成，照射后间隔 1～7 天行手术治疗。

中等剂量中等间隔：适用于治疗肺上沟瘤，用前后对空照射 30～35Gy，分 10～15 次照射，间隔 4 周手术切除。

高剂量及间隔 6 周后手术：小野给予高剂量达 55Gy、5.5 周，可大大提高切除率，对不能切除的病例可使 5 年生存率提高 15%，但剂量超过 60Gy、5.5～6 周，间隔时间超过 8 周后再行手术，会增加并发症。上海肿瘤医院于 1975 年和 1984 年两次报道了术前放疗的结果，病例数分别为 32 例和 68 例，手术切除率分别为 93% 和 81%，3 年生存率分别为 22% 和 33%，5 年生存率为 15%。一般认为，术前放疗对某些选择的患者有益，但是对术前放疗能否提高疗效评价不一。现今比较一致的看法是，常规做术前放疗肯定无益。但是，对一部分经选择的患者术前放疗可能有益。

（2）术后放疗：对手术未能清除全部肿瘤组织而未发现远处转移者，可行术后放疗。此类患者手术时应在肿瘤残留部位用金属小环或夹子做标记，并详细记录肿瘤情况及解剖标志便于定位。放射野应准确包括肿瘤区，面积不必过大。放疗在术后一般情况恢复后即可开始，在没有肉眼可见的残留肿瘤情况下，剂量可低于一般根治量，如 45～50Gy，5～6 周。对术后放疗能否提高局部肿瘤的控制率和生存率，目前仍有争议。总之，术后放疗与同期单纯手术疗效相比，主要提高了淋巴结阳性患者的生存率。目前对术后放疗的评价基本趋于统一，即术后放疗对病理证实手术切缘阳性、肺门和纵隔淋巴结转移或肿瘤残留于胸腔内的病例，能提高生存率。

（3）术中放疗：为了提高生存率，进一步探索肺癌的治疗方法，近几年来有单位开展了术中放疗。术中放疗的优点是，由于手术和单纯放疗均有一定限度，如果癌肿侵犯大血管，手术难以根治性切除，处于细胞水平的亚临床病灶，手术不易奏效，病灶可能有残留，体外放疗高剂量往往引起放射性肺炎，心脏和脊髓重要器官亦不能耐受高剂量。术中放疗有利于克服两者的局限性，即可在直视下直接照射术后残余病灶、亚临床灶，而不发生并发症。胸部手术均采用侧卧位，术中照射会包括肺和器官一部分在内。术中放射剂量：肺和气管耐受量为 30～50Gy，一般认为术中放疗 30～40Gy 相当于分割放疗的 60～70Gy。根据上述生物效应推算，一次剂量宜给予 15～25Gy。

（4）根治性放疗：临床就诊的患者中，70%～80% 因病灶不适于手术或患者剖胸手术禁忌证而无法接受手术治疗。这些患者中只要一般情况尚可（Karnofsky 评分≥60 分），都可接受放疗。根治性放疗可给予无远处转移、肿瘤局限于胸腔（即病期早于Ⅲ期）且预计放疗范围 <150cm² 者，放疗后 1 年、3 年、5 年的生存率分别为 30%～50%、10%、5%。大部分患者均在治疗后 1 年内死于局部未控制或远处转移。需要指出的是，做单纯放疗的患者都属于Ⅲa 期，如果对病情早的病例做放疗，则疗效将大大提高。对胸腔内病灶太大、放射野 >150cm²、肺功能严重损害或已有转移的患者可给予姑息放疗，旨在抑制肿瘤生长，缩小肿瘤体积，减轻症状，延长生存期。

根治性放疗的剂量，对局部晚期的非小细胞肺癌放疗给予多少剂量为好，有人报道，原发灶剂量为40Gy，中位生存期9个月，＞60Gy为12个月。但是影响预后的因素除局部失败外，尚有远处转移的问题。放疗剂量的高低仅是局部因素之一。

（二）小细胞肺癌的放疗

小细胞肺癌占肺癌的20%～25%。X线多表现为中心型并有肺门淋巴结转移，临床治疗上对放疗、化疗敏感，所以被认为是一种独立性、全身性疾病，也是预后较差的一种类型。因此，其分期及治疗原则不同于非小细胞肺癌。

由于小细胞肺癌对化疗、放疗的敏感性与其他类型不同，通常以全身化疗为主，单纯化疗的胸腔局部复发率高，生存率较加放疗组低，故放疗常配合化疗应用。近年来随着研究的进展和新药的应用，小细胞肺癌的疗效有了一定程度的提高。通常3～4种化疗药物联合应用，并加胸部放疗，对局限期病例可提高生存率，对广泛期病例可有较好的姑息作用。因此，目前多数学者主张在小细胞肺癌化疗中辅助以胸腔原发灶的放疗，以提高胸内肿瘤的局部控制率。

小细胞肺癌的放疗技术基本上与非小细胞肺癌相同，但是在放射范围和剂量方面有所不同。一般认为，放疗范围包括原发灶及已有的淋巴结转移灶，并包括较广泛的邻近淋巴引流区。近年来有人提倡缩小范围，仅照射诱导化疗前临床和影像学诊断可发现的肿瘤，而用全身化疗来控制纵隔和双锁骨上可能存在的亚临床病灶。小细胞肺癌对放疗最敏感，但若要有效地控制肿瘤，总量仍需与其他类型肺癌相同。高剂量胸部放疗可以有效地控制原发灶，一般认为对肿瘤剂量为50～55Gy，对亚临床灶为35～40Gy，每次1.8～2.0Gy，每周5次。和非小细胞肺癌一样，大野照射后提倡缩野技术。缩野方法与非小细胞肺癌相同。缩野的目的是尽量减少脊液和肺的受量。当化疗和放疗间隔使用时，放疗置于前后两个化疗疗程的休息期内进行。尽管局限期小细胞肺癌治疗中放疗有提高缓解率和改善生存质量的作用，但对广泛期病例放疗的作用仍有争论，比较一致的意见是，广泛期的小细胞肺癌以化疗为主，放疗为辅。大量的回顾性总结表明，就完全缓解率、总缓解率、中位生存期和2年无病生存率而言，单纯放疗和化疗相同。这是因为多数病例完全缓解率较低，为20%～25%，大多数病例死亡原因是病变广泛迅速转移，加局部放疗并不能提高生存率。中位生存期为6个月，但是放疗可缓解症状，减轻疼痛，达到姑息作用，如骨转移引起的疼痛或局部肿瘤压迫引起的疼痛等都可用放疗来缓解症状，这要看每例患者的病情而言。缩野方法设野较小，剂量一般给姑息剂量。

近年来，对小细胞肺癌采用多方法综合治疗，即以化疗为主，配合手术、放疗等综合治疗措施，使其有效率提高到70.5%～100%。总之，小细胞肺癌是一种全身性疾病，早期诊断、早期治疗很重要，其多方法综合治疗按期别决定多学科的治疗方案，应在分子基因水平上参考检验，如癌基因、抗癌基因、瘤内神经内分泌颗粒等协助制订合理治疗方案。小细胞肺癌多方法治疗一般认为：Ⅰ期，手术加化疗；Ⅱ期，化疗加手术加化疗，或手术加化疗；Ⅲa期，化疗加手术，或化疗加化疗，或化疗和放疗加化疗；Ⅲb期，化疗加免疫治疗为主。对小细胞肺癌治疗态度要积极，一经确诊争取以手术为主的综合治疗。如失去手术机会，按期别不同采用不同的综合治疗，而化疗为小细胞肺癌不可缺少的治疗方法。

（三）放射治疗并发症

常规放疗纵隔内正常组织（全部心脏、20%肺组织等）处于80%的剂量曲线内，治疗期间有

30%～50%出现吞咽灼痛、胸闷、干咳；X 刀和 γ 刀放射治疗分别有 20%和＜10%肺体积处于 30%～50%剂量曲线内，有 5%～10%患者治疗期间出现吞咽灼痛、干咳。放疗后皮肤浅溃疡、骨髓造血和免疫抑制也是比较常见的并发症，其发生率在 X 刀和 γ 刀放射治疗后也较普通放射治疗明显低。

四、支气管肺癌的化疗

化疗是肺癌的重要治疗措施之一，但并非所有的肺癌患者一开始就需要化疗，有的需要在手术前进行新辅助化疗，有的需要在手术后进行辅助化疗。对于每个患者，则需要根据患者的病理类型、临床病理分期、肿瘤的部位、肿瘤的大小等情况，决定具体的化疗方案及与其他治疗措施如何搭配。

一般来说，根据小细胞肺癌和非小细胞肺癌具有不同的生物学行为，目前将化疗方案分为小细胞肺癌和非小细胞肺癌的化疗方案。常用的药物有顺铂、卡铂、VP-16、拓扑替康、长春瑞宾、吉西他滨、紫杉醇和多西紫杉醇等。

（一）非小细胞肺癌常用联合化疗方案

（1）CAP 方案：CTX 400～1000mg/m²，静注，第 1 天；ADM 40～50mg/m²，静注，第 1 天；DDP 40～80mg/m²（水化）；静滴，第 1 天。每 3～4 周为 1 个周期，每 2～3 个周期为一疗程。

（2）EP 方案：VP-16 每次 100mg，静滴，第 1～5 天；DDP 60～80mg/m²（水化），静滴，第 1 天。每 4 周为 1 个周期，每 2～3 个周期为一疗程。

（3）CE 方案：CBP 每次 300mg，静滴，第 1 天；VP-16 每次 100mg，静滴，第 1～5 天；每 3～4 周为 1 个周期，每 2 个周期为一疗程。

（4）MVP 方案：MMC 6～8mg/m²，静注，第 1 天；VDS 3mg/m²，静注，第 1 天、第 8 天；DDP 40～80mg/m²（水化），静滴，第 1 天。每 3～4 周为 1 个周期，每 2～3 个周期为一疗程。

（5）VP 方案：VM-26，100mg，静滴，第 1～3 天；DDP 40mg，静滴，第 1～3 天。每 3 周为 1 个周期，每 3 个周期为一疗程。

（6）MIC 方案：MMC 6mg/m²，静注，第 1 天；IFO1.58/m²，静滴，第 1～5 天（同时用 Mesna 40mg，静注，在滴注 IFO 时给 1 次，以后每 4 小时给 1 次，全天共给 3 次，连用 5 天）；DDP 20mg，静滴，第 1～5 天。每 3～4 周为 1 个周期，每 2～3 个周期为一疗程。

（7）VIP 方案：VDS 3mg/m²，静注，第 1 天、第 8 天；IFO1.5g/m²，静滴，第 1～5 天（同时用 Mesna 40mg，静注，在滴注 1FO 时给 1 次，以后每 4 小时给 1 次，全天共给 3 次，连用 5 天）；DDP 20mg，静滴，第 1～5 天。每 3～4 周为 1 个周期，每 2～3 个周期为一疗程。

（8）CAMP 方案：CTX 600～800mg/m²，静注，第 1 天、第 8 天；ADM 20～30mg/m²，静注，第 1 天、第 8 天；MTX 15～20mg/m²，静注，第 1 天、第 8 天；PCB 100mg/m²，口服，第 1～10 天。每 4 周为 1 个周期，每 2～3 个周期为一疗程。

（9）CAEP 方案：CTX 400mg/m²，静注，第 1～2 天；ADM 20mg/m²，静注，第 1～2 天；VP-16 100mg，静滴，第 1～3 天；DDP 20mg，静滴，第 1～3 天。每 4 周为 1 个周期，每 2～3 个周期为一疗程。

（10）Taxol＋DDP 方案：Taxol 135～175mg/m²，静滴，第 1 天；DDP 60mg/m²，静滴，第 3

天。每 3 周为 1 个周期，每 2～3 个周期为一疗程。

（11）CPT＋DDP 方案 CPT30～70mg/m²，静滴，第 1 天、第 8 天、第 15 天；DDP50g/m²（水化），静滴，第 1 天。

（12）DDP＋NVB 方案：DDP 80mg/m²（水化），静滴，第 1 天；NVB 25mg，静滴，第 1 天、第 8 天。每 4 周为 1 个周期，每 2～3 个周期为一疗程。

（13）Gemcifabine＋DDP 方案：Gemcifabine1000mg/m²，静滴，第 1 天、第 8 天、第 15 天；DDP 80～100mg/m²，静滴，第 2 天。每 4 周为 1 个周期，每 2～3 个周期为一疗程。

（二）小细胞肺癌化疗

1．适应证

（1）经病理学或细胞学确诊的小细胞肺癌患者。

（2）卡氏评分在 50～60 分以上者。

（3）预期生存时间在 1 个月以上者。

（4）年龄≤70 岁者。

2．单药化疗

对小细胞肺癌有效的药物较多，常用的药物有 ADM、CTX、VP-16、IFO、VDS、VCR、DDP、CBP、MTX、CCNU。

3．联合化疗

方案联合化疗既可推迟耐药性的发生（与单药比较），又可提高疗效，减少远处转移，与中药、放疗配合，还可减少局部复发。常用的联合化疗方案如下。

（1）CAO 方案：CTX 1000mg/m²，静注，第 1 天；ADM 40～50mg/m²，静注，第 1 天；VCR1～1.4mg/m²，静注，第 1 天；每 3 周为 1 个周期，每 2～3 个周期为一疗程。

（2）EP 方案：VP-16 每次 100mg，静滴，第 1～5 天；DDP 20mg/m²，静滴，第 1～5 天。每 3 周为 1 个周期，每 2～3 个周期为一疗程。

（3）CE 方案：CBP 300mg，静滴，第 1 天；VP-16 每次 100mg，静滴，第 1～3 天。每 3～4 周为 1 个周期，每 4 个周期为一疗程。

（4）CMC 方案：CCNU 800mg/m²，口服，第 1 天晚；CTX 1000～1500mg/m²，静注，第 2 天；MTX 20mg/m²，静注，第 2 天、第 9 天。每 3～4 周为 1 个周期，每 2～4 个周期为一疗程。

（5）COMVP（COME）方案：CTX 800～1000mg/m²，静注，第 1 天、第 8 天；VCR1～2mg，静注，第 1 天、第 8 天；MTX 10～12mg，静注，第 1 天、第 8 天；VP-16 每次 100mg，静滴，第 3～7 天。每 3 周为 1 个周期，每 2～3 个周期为一疗程。

（6）DAE 方案：DDP 60mg/m²（水化），静滴，第 1 天，或每天 20mg/m²，静滴，第 1～3 天；ADM 40mg/m²，静注，第 1 天；VP-16 每次 100～120mg/m²，静滴，第 1～3 天。每 3 周为 1 个周期，每 2～3 个周期为一疗程。

（7）VP 方案：VM-26 80mg/m²，静滴，第 1 天；DDP 20mg/m²，静滴，第 1～5 天。每 4 周为 1 个周期，每 3 个周期为一疗程。

（8）VTP 方案：VP-16 每次 75mg/m²，静滴，第 1～5 天；IFO1.5g/m²，静滴，第 1～5 天（同

时用 Mesna 40mg/m²，静滴，第 1～5 天，在滴注 IFO 开始应用的 0 时、4 时、8 时各 1 次）；DDP 20mg，静滴，第 1～5 天。每 3 周为 1 个周期，每 4 个周期为一疗程。

（三）新辅助化疗

新辅助化疗是在手术前给予辅助化疗。手术前给予辅助化疗的时间不可能太长，一般 3 个疗程左右。其作用机制不同于手术后 6～12 个疗程的辅助化疗，因此，不称为术前辅助化疗，而称为新辅助化疗或诱导化疗。由于化疗开始越早，产生抗药性的机会越少，因此，近年来不少肿瘤均采用新辅助化疗。新辅助化疗还有以下优点。

（1）可避免体内潜伏的继发灶在原发灶切除后 1～7 天内由于体内肿瘤总量减少而加速生长。

（2）可避免体内残留的肿瘤在手术后因凝血机制加强及免疫抑制而容易转移。

（3）使手术时肿瘤细胞活力降低，不易播散入血。

（4）可从切除的肿瘤标本了解化疗敏感性。

（5）早期消灭肿瘤可避免抗药性。

（6）肿瘤缩小有利于手术切除。

（7）化疗若能消灭免疫抑制细胞，可加强机体免疫力。

（8）早期化疗可防止远处转移。

由于目前尚不能肯定新辅助化疗能否代替辅助化疗，因此，手术后仍需给予辅助化疗，以保证疗效。

（四）局部化疗

已失去手术机会的晚期支气管肺癌，不愿接受全身化疗或放疗支气管肺癌，体质差不能耐受手术及放、化疗的气管和支气管肺癌患者，可在支气管镜下行抗肿瘤药物局部注射。常用化疗药物选用阿霉素 10mg，顺铂 10～20mg，用生理盐水溶解为 5～10mL，在支气管镜引导下注射至肿瘤部位。还可选择性经股动脉插管采用 Seldinger 技术，引入 4F～5F Cobra 导管或 RH 管先端插入病侧支气管动脉造影证实后，选用依托泊苷、卡铂、丝裂霉素、表阿霉素、5-Fu 等用生理盐水 100mL 稀释后缓慢灌注。有癌性胸腔积液者，还可选择经皮穿刺胸腔内热灌注化疗。

五、支气管肺癌的其他微创治疗

（1）微波固化治疗：未治疗和治疗后复发周围型肺癌，中央型肺癌离大血管和神经较远，便于穿刺，全身情况较差，不能耐受手术者，可在 CT 引导下，经皮行肺穿刺，将微波治疗探头置入，通电后输入 2450MHz 微波，65W 功率，辐射 60 秒。对<3cm 的病灶，一次治疗即可灭活全部肿瘤组织；对>3cm 的病灶，可分次多点凝固，每周重复 1 次，2～4 次为一疗程。

（2）射频消融治疗：适应证与微波治疗相同。原理也是一种热凝固治疗技术，可在 CT 或 B 超引导下操作，也可在胸腔镜监视下，将集束电极针刺入肿瘤组织中。根据术前影像学检查确定肿瘤大小、数目及位置，可选择多极射频消融单点或多点治疗，肿瘤<3cm，治疗时间定为 5 分钟；肿瘤为 3～4cm，治疗时间定为 10 分钟；如肿瘤为 5cm 以上，每次治疗时间 15 分钟。一次坏死区为 3～5cm，并使治疗范围超过肿瘤 0.5～1cm。术后主要并发症有气胸、肺出血、疼痛、发热等，治疗后 3～7 天一般均可缓解。

（3）氩氦刀冻融治疗：在 CT 或 B 超引导下和胸腔镜监视下对肿瘤穿刺布针，也可在开胸手术发现肿瘤不能切除时，术中直视下布针，启动氩氦冻融系统 15 分钟-5 分钟-15 分钟-5 分钟，使肿瘤组织形成冰球，肿瘤细胞凝固坏死，供瘤血管闭塞。还可与放射和化疗配合使用，使其增敏；术前应用，减少手术出血；还可与肿瘤内放射性粒子置入、支气管动脉介入栓塞、免疫及中药等进行综合治疗，进一步增强冷冻消融的疗效。

用于肺癌的微创治疗还有支气管镜引导下肿瘤激光治疗、支气管镜下肿瘤冷冻治疗、支气管镜下肿瘤微波治疗、支气管镜下肿瘤高频电刀治疗、支气管镜下肿瘤后装置管放射治疗、支气管镜下内支架置入、支气管镜引导下肿瘤光动力治疗等措施。

第二节　乳腺癌的微创治疗学

一、概述

乳腺癌的发病率在全球范围内处于上升趋势，每年有 130 万妇女患乳腺癌，而 40 万人死于该病。我国乳腺癌的发病率在近 20 年来明显上升，尤其在北京、上海、天津等大城市，乳腺癌已跃居女性恶性肿瘤发病率的首位。

20 世纪 80 年代以来，乳腺癌的基础和临床研究取得了长足进步。乳腺癌生物学行为研究的进展使得"乳腺癌一开始就是一个全身疾病"的认识逐步深入人心，为乳腺癌外科治疗方式的转变奠定了理论基础。乳腺癌诊断技术获得迅猛发展，从数字化乳腺 X 线机、B 超机到 MRI、乳腺导管内镜等，进一步提高了早期乳腺癌的检出率，并广泛应用于肿瘤分期和随访中。大量前瞻性、多中心临床试验成果证实了术后辅助放疗、化疗和内分泌治疗等综合治疗手段对患者预后改善的重要作用，以乳腺癌局部广泛切除＋术后放疗为代表的保乳治疗（breast-concerving therapy，BCT）成为当前早期乳腺癌的标准治疗方式。大量临床研究证实了乳腺癌前哨淋巴结的存在，通过前哨淋巴结活检（sentinel lymph node biopsy，SLNB）可以选择性地切除那些最有可能发生肿瘤转移的淋巴结，而使前哨淋巴结阴性的乳腺癌患者免行腋窝淋巴结清扫。所有这些进展都为开展乳腺癌的微创治疗奠定了坚实的基础。

微创是外科学发展的总趋势。特别是面对女性乳房这一深刻影响患者个人心理和形体美容的特殊器官，微创化、保护功能和注重恢复乳房美观形态成为当今乳腺癌特别是早期乳腺癌外科治疗发展的主流趋势。当前，"开放性"的保乳治疗尽管成绩卓然，但也存在一定的缺陷，特别是在术后美容效果的满意度方面。仔细分析其原因可能是多方面的：病灶局部的手术瘢痕会给乳房美容带来难以恢复的缺陷；术后常常出现乳房变形，有 35% 的患者两侧乳房严重不对称；术后辅助放疗导致纤维化会影响乳房的远期美容效果；如果过度注重美容会因为切除范围不足而增加局部复发率；东方女性多数乳房体积相对较小，部分患者保乳手术后难以达到西方国家患者所能取得的美容效果，等等。因此，乳腺癌的微创治疗学需要突破传统的外科手术模式来寻找新的发展方向和契机。

新的外科和影像学设备、材料和技术的发展为乳腺癌微创治疗的进一步发展提供了必要的技术支持，例如，腔镜和腔镜辅助乳腺手术成为近年来乳腺外科技术的又一主要进展；传统上，开放的乳腺肿块切除活检是乳腺癌诊断的"金标准"，但随着影像学技术引导下经皮乳腺活检技术，包括细针抽吸活检、立体定位空心针活检和真空辅助活检枪，以及纤维乳管镜、麦默通微创旋切系统等不断发展，目前已经可以完全替代传统的手术切除方式来独立完成对乳腺癌的组织病理学诊断，包括 ER、PR、HER-2 受体及组织学分级情况，乳腺癌的微创诊断技术成为开展乳腺癌微创治疗的必要条件；借助于精确定位、影像重建、适时监控等影像学技术的快速发展，使得精确有效的靶向治疗得以实现，达到影像学上"完全切除"的效果，可以有效地解决微创治疗术后残留或复发的问题。正是在这些进展的推动下，腔镜乳腺外科（endoscopic breast surgery，EBS）、冷冻治疗、射频消融治疗（radiofrequency ablation，RFA）、聚焦超声治疗（focused ultrasound，FUS）、激光诱导热疗（laser-induced thermal therapy，LITT）、微波治疗等非传统外科手术治疗手段逐渐应用于乳腺癌的微创治疗，并被大量 Ⅰ～Ⅱ 期临床研究证实是安全可行的，与传统外科治疗相比创伤更小、美容效果更好、并发症更少，而且住院治疗时间明显缩短。这些微创治疗手段的最大优势在于可以选择远离乳房病灶部位的微小切口入路，甚至无须切口，最大限度地满足了对于乳房局部无瘢痕的要求。如果与 SLNB 及其他全身综合治疗手段成功联合使用，几乎可以达到目前针对早期乳腺癌微创治疗所能取得的最完美程度。另外，对于部分晚期肿瘤而不能耐受手术的患者，在局部姑息性微创治疗的基础上，可以与化疗、放疗、内分泌治疗、生物治疗等综合治疗手段联合，以求延长生存期，改善生活质量。目前微创治疗的最佳适应证是单发的早期乳腺癌（T_1 期），$T_2 \sim T_3$ 期等进展期或晚期乳腺癌患者由于无法耐受手术也可以考虑选择性采用某种微创治疗技术。微创治疗的主要禁忌证包括多原发癌、穿刺活检证实广泛的导管原位癌（ductal carcinoma in situ，DCIS）或乳腺 X 线检查发现广泛微小钙化等难以达到切缘阴性者（腔镜辅助乳腺切除术除外）。

总之，随着早期乳腺癌的检出率不断上升，微创诊断技术和乳腺癌新辅助化疗的不断进步，适合进行微创治疗的病例将不断增加，乳腺癌微创治疗在社会-心理-生物医学模式下的应用也将不断深入。

二、乳腺癌腔镜手术

乳腺癌腔镜手术是借助腔镜技术通过较隐蔽部位或远离乳房的较小切口（如腋窝、乳晕周围或联合切口）进行的乳房手术，目前已经开展的术式包括腔镜辅助下乳腺切除、腔镜辅助乳腺癌前哨淋巴结活检、腔镜辅助乳腺癌腋窝淋巴结清扫、腔镜内乳淋巴结清扫术等。这些技术可以根据患者的具体情况单独选择某一种，也可以联合使用，并且都可以通过一个切口来完成。由于腔镜手术在乳腺癌的治疗中开展相对较晚，病例数相对较少，在理论和技术的诸多方面仍然不够成熟，还存在许多需要研究和探讨的问题。不过，乳腺癌腔镜手术是目前乳腺癌微创治疗中应用最为广泛的一种技术，绝大多数研究表明，其安全性和治愈性与传统手术相似，而微创和美容效果更佳，未来的发展前景十分广阔。

（一）乳腔镜辅助下乳腺切除手术

腔镜技术早期在乳腺外科中主要用于乳房美容整形手术，包括腔镜隆乳术、乳房缩小整形术及腔镜乳房上提术。Villafane 等报道，腔镜微创乳房美容术能避免传统乳房整形手术剥离时所造成术中出血、副损伤等并发症，具有精确性高、创伤小、术后恢复快等特点。Kitamura 等人在 1998 年成功地为一位患有乳腺纤维瘤的 20 岁女患者施行了经腋入路腔镜下乳腺纤维瘤切除手术，取得了微创无瘢的美容和治疗效果，开创了腔镜手术治疗乳腺肿瘤的先河。目前，乳腔镜辅助下乳腺切除手术主要包括保留皮肤的乳腺切除术（skin-sparing mastectomy，SSM）和腔镜辅助小切口乳腺癌局部扩大切除术或象限切除术。前者是针对有多中心病灶的早期乳腺癌患者，可借助腔镜技术做乳房皮下切除，切除后还可以立即植入假体或利用自身组织进行乳房重建；后者则是针对可保留乳房的乳腺癌患者。这些技术都是在常规手术基本原则的指导下，充分利用腔镜可以远离病灶部位入路进行手术的优点，经远离病灶的乳晕切口或腋窝切口完成乳腺癌切除术，即使需经乳房表面切口亦可通过腔镜进行小切口操作。这样可以摆脱传统保乳手术存在胸部瘢痕和保留乳房的形态欠佳等问题，使保留乳房的美容效果更加突出，而创伤程度较传统手术并未明显增加。

（1）技术方法：术前需要进行 B 超、MRI 或螺旋 CT 检查来确定肿瘤大小，行保乳治疗者尚需沿肿瘤所在象限的界线用亚甲蓝溶液进行注射，作为术中进行象限切除的标记。根据切口的选择，一般分为肿瘤表面小切口和远离病灶的隐蔽切口腔镜辅助手术。切除部分肿瘤表面皮肤的腔镜辅助保留乳房的乳腺癌手术方法与常规手术类似，且较容易掌握切除的范围及切缘距肿瘤的距离，即距肿瘤边缘 1~2cm 切开皮肤，按开放手术标准游离皮瓣至无法直视手术时，再借助腔镜自切口插入 Visiport 建立皮下隧道，使用剥离器或 Powerstar 剪完成整个皮瓣和胸肌筋膜间隙的游离，最后根据预切线行肿块广泛切除或象限切除。隐蔽切口的位置一般采用乳晕部切口或腋窝下方切口，长 2.5cm，优点是乳房表面无切口，腋窝下方切口还可以同时行腋窝淋巴结清扫而不需另外切口。如果进行 I 期假体植入，还需要分离胸大肌后间隙。为了保证保乳手术的疗效，需要有一个安全的切除范围，以确保阴性的切缘，传统的保乳手术要求切除肿瘤及其周围至少 1cm 的正常乳腺组织，而 Ikeda 等建议切缘距肿瘤边缘 5mm 即可。术中需要行冰冻切片病理检查，明确切缘是否为阴性。保乳治疗术后所有病例都接受放射治疗，根据情况选择性给予全身性辅助治疗。

（2）适应证和禁忌证：目前，乳腔镜辅助下乳腺切除手术主要应用于临床 I 期、II 期的乳腺癌。实施腔镜辅助的保留乳房乳腺癌切除术时，多数学者选择病例的肿瘤直径<3cm，与皮肤和胸大肌无粘连，肿瘤不靠近乳头，离乳头距离>2cm，临床检查腋淋巴结阴性且无严重合并症者。当然，也有少数对肿瘤直径>3cm 或是多发肿瘤的患者施行腔镜手术的报道，但不为大多数学者所认可。肿瘤直径<5cm、多中心的早期乳腺癌、DCIS 成分>25% 等不适宜应用其他微创治疗方法的病例，以及需要接受预防性乳腺切除的高危病例，可以利用腔镜进行保留皮肤的乳腺切除术即腔镜辅助乳腺皮下切除术，必要时还可以行一期或二期乳房重建。一般来说，肿瘤位置靠近皮肤或侵及皮肤的患者，例如炎性乳癌，以及晚期患者不宜行腔镜手术。

（3）临床应用：Lee 等报道 20 例早期乳腺癌接受腔镜 SNB＋乳腺象限切除患者中，美容满意率达到 89.5%，无严重并发症发生，可以避免术中对肿瘤的挤压，还可以利用腔镜良好的照明和放大作用，易于掌握手术层次和游离皮瓣的厚度，同时保留了更多胸部皮肤为 II 期整形手术创造了条件。Ho 等对 9 例直径<3cm 或广泛 DCIS 患者实施腔镜辅助皮下乳腺切除＋腋窝清扫＋I 期假体植入手术，结果未发现神经损伤、皮瓣坏死和腋窝血清肿，平均美容满意率为 8 分（10 分制），但手术时间长 195~275 分钟。Yamashita 等对早期乳腺癌接受腔镜手术和传统的保乳治疗进行了非随机的对照研究，其中，腔镜辅助乳腺象限切除＋腋窝淋巴结清扫 108 例，腔镜辅助乳房皮下全切除术＋腋窝淋巴结清扫 4 例，开放保乳治疗 34 例，结果发现，腔镜手术与传统手术在手术时间、术中失血量和急性期血清反应等方面并无显著性差异，而美容效果则更佳，并且全部病例都可以达到切

缘阴性，平均随访 19 个月未发现局部复发。值得注意的是，29 例切除体积大于原乳房体积 1/3 的病例还同时行乳腔镜辅助下利用背阔肌肌瓣行一期乳房重建，4 例乳腔镜辅助皮下全部乳腺腺体切除后同时行 I 期假体植入。研究证实，后者在手术的彻底性和美容效果两方面均有明显优势，可以减少病人担心术后复发的恐惧心理，避免术后放疗带来的经济负担和副作用，对于部分追求更佳美容效果的患者来说是比传统保乳手术更好的选择。

（4）并发症及安全性评价：腔镜辅助下乳腺癌切除手术与传统开放手术相比并无严重并发症的发生，例如，腔镜辅助乳腺皮下切除术后皮瓣坏死率为 11%，与开放手术相似。腔镜手术本身所特有的并发症主要是穿刺孔肿瘤转移的问题，Langer 等所报道的穿刺孔肿瘤转移率为 4%（2/52）。影响术后并发症发生除了患者年龄、肥胖、乳房体积偏大等客观因素以外，术者的乳腺癌腔镜手术经验也是不容忽视的。手术时间相对较长是影响乳腺癌腔镜手术的一个重要因素，原因在于与传统的开放手术相比，乳腺腔镜手术由于临床开展的时间较短，学习曲线相对较长，因此，腔镜手术操作技术本身还有一个进一步完善的过程。例如，对腔镜视野下乳腺实质各层次需要进行再认识，在各部位需要采用不同的适当的解剖分离方法，需要更有效地保护乳房皮肤和乳头乳晕区血供，需要加深对腔镜条件下淋巴结清扫时邻近重要血管和神经解剖的理解，等等。

目前有关乳腺癌腔镜手术的证据大多还是来自某一家研究机构的非对照回顾性研究，入选病例的数量有限，在入选标准和手术技术上的差别较大，并且用于评估手术安全性的随访时间也较短。存在的主要问题是术后肿瘤残留及一定的再手术率。与开放的保乳手术相比，乳腺腔镜保乳手术对美容效果的要求更高，因此，对在保留皮肤和皮下组织的前提下准确地按无瘤操作要求达到手术切缘阴性的问题上要求更高，对降低局部复发危险性与提高美容效果之间的平衡更难把握。目前首要解决的问题是严格掌握适应证、选择合适的病例。研究显示，当肿瘤直径＞3cm、肿瘤表面距离皮肤≤5mm，以及临床出现明显皮肤酒窝征和局限性水肿等情况下，癌细胞常侵及皮下组织，此时则不适合进行保留肿瘤表面皮肤的完全腔镜乳腺癌手术；肿瘤直径＜3cm、肿瘤表面距离皮肤≤5mm，向肿瘤两侧皮下侵犯不超过肿瘤外 1cm 时，行腔镜辅助小切口保留乳房的乳腺癌扩大切除术或腔镜辅助小切口乳腺癌改良根治术加 I 期或 II 期乳房再造是安全的；对于肿瘤直径＜3cm、位于腺体内、皮肤无明显酒窝征者，可进行完全腔镜乳腺癌手术。

不过，目前无论是在开放的保乳手术还是腔镜手术当中，如何准确判断手术切缘阴性、采用何种技术手段进行评估以及切缘阴性采用什么样的标准等问题上仍存在争议，给手术的标准化带来一定的困扰。此外，影响手术切缘距离和局部复发的一个重要原因在于多灶性 DCIS 的存在，由于 DCIS 可以沿乳腺导管蔓延播散、跳跃性生长，因此，在常规切片上常常难以肯定组织学上是否达到切缘阴性。这种情况下，只有保证足够大的手术切缘才能减少术后复发。Ryoo 等认为，距切缘 ＜2mm 有癌细胞残留者视为"切缘阳性"，2～5mm 者视为"切缘接近阳性"，＞5mm 者视为"切缘阴性"。在 Lee 等人报道的 20 例腔镜保乳手术中有 2 例需要再手术，其中 1 例因切缘阳性于 10 天后再次行腔镜下全乳切除，而另 1 例则在随访 6 个月后 X 线检查发现 DCIS 而再次手术。

此外，乳腺腔镜手术安全性的进一步提高与新设备、新器械的开发和应用也密切相关。

（二）乳腔镜辅助下前哨淋巴结活检与腋窝淋巴结清扫

传统上，腋淋巴结清扫（axillary lymph node dissection，ALND）是乳腺癌外科治疗中的一个重要内容，也是影响乳腺癌预后的关键。不过，至 20 世纪 70 年代以来，越来越多的循证医学证据显示，ALND 并不能提高大多数乳腺癌患者的生存率，其对于判断预后的价值要高于治疗价值。目前的主流观点认为，腋淋巴结转移情况仍然是影响乳腺癌预后的最重要的指标，腋淋巴结清扫仍然是腋淋巴结阳性乳腺癌患者腋窝局部控制和获取预后信息的重要手段。常规开放 ALND 后不仅腋窝处留有较大的切口瘢痕，而且并发症发生率相当高，包括长期淋巴水肿、上肢肿胀、疼痛、感觉异常及肩部运动受限，常常影响患者的日常活动。这些并发症的发生原因大多与术中血管、神经损伤有关，而肩关节活动受限则与从胸前壁皮肤延续至腋窝附近的巨大切口瘢痕直接相关。为了实现乳腺癌患者的"保腋"微创治疗，一方面可以采用 SLNB 来明确腋淋巴结的病理状态，减少对腋淋巴结阴性患者的不必要干预；另一方面对于临床腋淋巴结转移阳性的患者，如能应用腔镜技术对该部分患者施行腋淋巴结清除术将可能会进一步减少创伤。此外，内乳淋巴结也是乳腺癌淋巴引流的第 1 站淋巴结，腋淋巴结无转移时的单独转移率为 5%，由于进行内乳淋巴结切除的乳腺癌扩大根治术的应用越来越少，目前缺少对内乳淋巴结转移状况进行准确诊断的方法，而仅根据肿瘤部位就进行内乳区预防性放疗则存在一定的盲目性，并且会增加肺部并发症。而腔镜技术和前哨淋巴结导航技术则可以在微创的情况下对该区域的淋巴结进行活检和廓清，弥补目前乳腺癌常规手术的一个盲区和不足。近几年来，以日本和德国为代表的学者开始应用腔镜技术进行 SLNB 和 ALND。总的来讲，使用腔镜可以极好地显示腋窝的解剖学标志，前哨淋巴结检出率高，创伤小，术后恢复快，美学效果好，并且能显著改善术后长期并发症的发生率。

（1）技术方法：患者取仰卧位，同侧上肢外展 90°。术前首先用放射性核素或蓝色染料作为示踪剂注射入肿瘤周围实质内，再使用配合腔镜的放射性核素淋巴导航探头，根据放射性核素和显色染料的标识进行前哨淋巴结的检测和定位，前哨淋巴结活检阳性即可在腔镜下同时行 ALND。利用腔镜技术进行淋巴结清除术的关键是在腋窝建立视野良好的操作空间，目前所采用的方法包括：吸脂＋充气；气囊扩张钝性分离＋皮瓣外牵拉；气囊扩张钝性分离＋充气。文献报道后两者居多。术中先于腋中线与乳头水平线交汇点做长 10～15mm 的皮肤切口或者直接利用乳腺局部扩大切除时的乳晕下切口。采用吸脂法时，需要先在腋窝内 250～450mL 的脂肪溶解液（配方包括 0.45％氯化钠溶液、10mL 4％利多卡因和 5mg 肾上腺素），待脂肪充分溶解后吸出脂肪溶解液并用纱布过滤，目的是获取其中可能存在的淋巴结。采用气囊扩张钝性分离法时首先应该制备气囊，可以剪取 8 号手套的食指，将导尿管头部置入指套内，7 号丝线结扎、密闭两者连接处，自切口置入气囊；根据患者身材高矮，向气囊中注入 150～250mL 盐水，2 分钟后放出盐水，取出气囊，开始置镜准备。采用充气式方法的气体压力一般为 6～10mmHg。提拉式营造的空间相对较小，提拉装置也需要占据一定的空间位置，提拉装置对局部造成的压力也会增加局部的损伤，但它不存在漏气的问题，因此可以使用常规手术器械，同时，如果一期行肿瘤切除和腋淋巴结廓清，其操作将在不同的结构层次上进行，提拉式方法对于改变操作层次有其方便之处。术中需要清除第 I、第 II 组淋巴结，如果内乳淋巴结显影者，可同时行内乳淋巴结活检。与开放手术相同，在保乳治疗中至少需要检出 6～10 枚淋巴结才能达到局部控制和准确判断预后的目的，术后也需要接受辅助性放化疗治疗。

（2）适应证和禁忌证：乳腔镜辅助 SLNB 和 ALND 适合于乳腺癌 I 期、II 期患者，其中，SLNB 的主要适应证为临床分期为 $T_{1\sim2}N_0M_0$ 的浸润性乳腺癌，以及 DCIS 中临床可触及肿块、辅助检查无转移而组织学检查提示为高危者，部分 T_3 期乳腺癌、多中心癌、DCIS 中的低危患者、肿瘤位于外上象限者也可以进行 SLNB。肿瘤位于乳腺内侧和中央区内乳淋巴结显影者，需要行内乳淋巴结活检。由于腔镜可充分清扫腋窝 I 级、II 级水平的淋巴结，但对胸小肌内侧显露较差，因此，还是要严格掌握手术适应证。SLNB 的主要禁忌证包括腋淋巴结临床检查阳性或穿刺活检证实转移、明显局部晚期乳腺癌，以及既往有腋窝手术史者。SLNB 和 ALND 术中如果发现以下情况应及时中转开放手术：腋窝脂肪过多，导致影响术中操作视野的显露；新辅助化疗后腋窝脂肪垫发生纤维化；术中大出血；淋巴结与腋静脉有明显粘连。

（3）临床应用：通过最小的损伤提高 SLNB 的敏感性是乳腺癌治疗的一大挑战，将腔镜技术用于 SLNB，可以提高前哨淋巴结的检出率，具有较高的预测价值。1999 年，Tsangaris 等人首次将腔镜技术用于前哨淋巴结活检，采用气囊钝性分离＋充气法建立操作空间，利用微创器械进行解剖，腋静脉、胸长神经、胸背神经均在通常的解剖位置被发现，利用钝器和锐器解剖法彻底检查腋窝，淋巴结可较容易识别并摘除，但前哨淋巴结检出率仅为 57.9％。1 年以后 Kuhn 等人报道 35 例乳腺癌施行了保乳切除的同时，利用吸脂技术吸除腋窝脂肪组织，然后用内镜进行前哨淋巴结活检和 ALND，结果所有病例取得了十分良好的解剖视野，术中无严重并发症，与开放手术相比，术后并发症轻微，前哨淋巴结的检出率为 83.3％，平均每例清除出 17.1 个腋淋巴结，表明内镜在前哨淋巴结活检和乳腺癌腋窝淋巴结清扫中是安全可行的。Ogawa 等人报道 SLNB 20 例患者中有 6 例内乳淋巴结阳性，他们认为该手术能提供更准确的 TNM 分期，为早期患者带来益处。Ogawa 等人在另一项包括 49 例患者的 SLNB 研究中发现，用放射性核素显像发现有 15 例患者的内乳淋巴结可显影。其中，外侧象限的肿瘤也有 24％出现内乳淋巴结显影，对其中 11 例患者进行胸腔镜内乳淋巴结活检，有 2 例阳性，手术时间 20～60 分钟，术后第 2 天可拔除胸腔引流管，无明显严重并发症，术后美容效果好。但 Kochi 在异舒泛蓝示踪下用腔镜行 SLNB 后却认为虽然具有一定的可行性，但该方法不但耗时、费用昂贵，而且前哨淋巴结的检出率低，而常规手术也可以做到切口隐蔽且解剖范围较腔镜手术更小。因此，腔镜辅助的 SLNB 与开放性 SLNB 技术相比未表现明显的优势，要广泛开展仍有一定的困难。

在 ALND 方面也有不少研究报道。Susan 等报道 30 例 I 期、II 期乳腺癌患者接受 ALND 术后，平均检出淋巴结 15 枚，平均手术时间为 37 分钟。国内医生报道抽吸腋窝脂肪后对 86 例乳腺癌进行乳腔镜辅助下 ALND，手术中位时间 55.3 分钟，取出淋巴结中位数 15.3 枚（6～24 枚），清除淋巴结数目与常规的腋淋巴结清除数目相仿，术后平均随访 10.4 个月，无局部复发及并发症。Malur 等对 100 例早期乳腺癌行保乳治疗联合腔镜技术行 ALND，中位手术时间 75 分钟，取出淋巴结中位数 16 枚，中位随访 14 个月后，无腋窝复发。Langer 等对 52 例进行腔镜辅助下 ALND 的患者进行了长期随访（随访时间 11～69 个月，平均 71.9 个月），他们发现 52 例患者中无肩关节活动异常、感觉异常、日常活动受限等情况，只有 3 例患者出现长期的上肢淋巴水肿（6％），而开放手术后的发生率为 5％～25％。不过，在这组病例中，有 2 例患者分别在术后 24 个月、49 个月发生 Trocar 穿刺孔转移，还有 1 例患者发生腋窝局部复发。综合目前的研究结果，大多数学者认为，与常规手术结果比较，腔镜辅助 ALND 借助腔镜显像系统的放大功能，手术中解剖清晰，可确认和保留腋窝重要的血管神经结构，在切除淋巴结数量、近期并发症、引流时间及引流液量等方面无显著性差异，但住院时间缩短、长期并发症明显减少、肩关节活动恢复明显加快，且腔镜手术美容效果明显改善。已有最长随访时间超过 8 年的对照研究报道显示，腔镜手术和常规手术比较，乳腺癌治疗的总体疗效相似。当然，腔镜下 ALND 同样存在一些缺点：手术时间相对长；采用吸脂法时有影响淋巴结的病理解剖学研究的可能；存在增加腋窝局部复发率的可能性；套管针位置可能发生植入性肿瘤转移等。

（4）并发症及安全性评价：腔镜下 SLNB 和 ALND 的主要并发症包括皮肤损伤、术后皮下气肿、气体栓塞、出血和 Trocar 穿刺孔部位的癌转移等。另外，腔镜 ALND 手术不同于通常所见的腹腔镜手术，其手术操作空间较小，解剖层次复杂，腋窝部血管神经和脂肪淋巴组织多，给手术增添一定难度，手术技术要求高，需要借助于一些特殊手术器械，手术时间较长为其显著缺点。

腔镜下 SLNB 和 ALND 手术安全性问题主要集中在该术式是否会增加肿瘤局部复发率上，目前仍缺乏长期研究以证实该技术与经典操作一样安全。肿瘤复发的原因包括：术中由于学习曲线等原因导致转移性淋巴结残留，特别是沿胸背神经血管束分布的淋巴结；吸脂法导致转移淋巴结破坏，干扰所清扫淋巴结阴性或阳性的病理学检查和数目统计，增加肿瘤细胞脱落种植或扩散的危险；穿刺孔接触肿瘤导致转移，Langer 等人的长时间随访结果表明，腔镜 ALND 术后 24 个月和 49 个月分别有 2 例患者发生戳口处癌转移，影响其发生和预后的临床因素尚不清楚；CO_2 可刺激癌细胞生长，等等。其中，有关吸脂是否导致转移性淋巴结残留的争论最为激烈。Langer 等人的研究发现，52 例患者中有 4 例在脂肪溶解液中可以发现 0～9 枚淋巴结（平均 1 枚），而且其中 2 例在随后的腋淋巴结清扫过程中并无阳性淋巴结发现。国内也有研究显示，32 例吸脂法腔镜 ALND 结束后，12 例在第 1 次腋腔冲洗液中找到癌细胞，经热低渗灌洗化疗后仍有 2 例可在冲洗液中找到癌细胞。但 Brun 等的研究显示，在 502 枚获取的淋巴结中只有 21 枚（0.4%）出现包膜破裂，但未见到淋巴结实质损伤的病理改变。目前，尚缺乏大样本临床资料明确吸脂是否影响淋巴结的病理检查，因此，更多的研究者转而使用充气法直接行腔镜辅助下 ALND，认为可以在无先前吸脂的情况下安全进行 ALND。

三、射频消融治疗

射频消融治疗（RFA）是通过改变流经组织的电流强度产生分子水平的摩擦力来迅速提高细胞内的温度，导致细胞发生蛋内质变性并凝固，最终作用于细胞核破坏细胞复制导致细胞的不可逆损伤，从而达到杀灭肿瘤组织的目的。RFA 最初仅作为部分治疗棘手的中晚期肿瘤的姑息性治疗方法，特别是在肝癌的治疗上取得显著疗效。目前已成功应用于各种原发性或转移性实体肿瘤的治疗中，例如肝癌、肾癌、肺癌、胰腺癌、前列腺癌、颅内肿瘤、骨肿瘤及乳腺癌等。1999 年，Jeffrey 等首先报道了在 5 例直径为 4～7cm 的进展期乳腺癌患者中应用 RAF 的情况，当时 RFA 的有效杀伤直径只有 0.8～1.8cm。随着技术的发展，RFA 已经成为非手术保乳治疗最具临床应用前景的一种方法。

（1）技术方法：RFA 治疗时需要在 B 超等影像学技术引导下，将带鞘电极针经皮置入肿瘤组织，频率为 400～500kHz 的射频波从电极前端裸露的非绝缘部分发出，输出功率最高可达 200W，激发离子震荡产生高温，至少需要 5 分钟的时间使电极周围靶组织温度逐步、均匀升高达到 95℃的目标温度，并逐渐发生热凝固性坏死。RFA 所能消除的靶组织体积可以通过改变电极的型号和数量以及电解液的传导性来进行调整。目前 RFA 最大的杀伤区域是 3～5cm，能够完全切除的肿瘤最大直径为 3cm。一般来说，治疗持续时间需要 15 分钟，才能达到完全切除的目的。治疗完成后还需要大概 1 分钟的冷却期，全程都依靠传感器监控探针温度。消融完成后局部将形成直径 2cm 的凝固性非透明区，在 B 超检查中表现为高回声团块，手术切除的大体标本呈现出带有红色边框的黄白色外观，组织病理学上表现为凝固性坏死和蛋白质变性。如果不进行后续的手术切除，可以在 B 超和 MRI 引导下行经皮粗针穿刺来评价治疗的完全程度。

（2）适应证和禁忌证：在乳腺癌治疗方面，RFA 目前主要适用于 T_1 期肿瘤，直径≤2cm，距离皮肤或胸大肌≥1cm，而 T_2～T_3 期肿瘤只能达到部分切除。其他指征还包括由于年老体弱无法耐受手术的病例。早期病变但属于多原发肿瘤、伴有广泛 DCIS 难以达到切缘阴性者、已经接受新辅助化疗者、浸润性生长边界不清者以及进展期乳腺癌属于禁忌。

（3）临床应用：Izzo 等报道在 B 超引导下应用 RFA 治疗经组织学证实为浸润性癌 26 例（其中 T_1 期 20 例，T_2 期 6 例），设定的治疗范围包括肿瘤组织及其周围 0.5cm 正常乳腺组织。RFA 治疗后即行乳腺肿瘤切除术，结果发现 26 例患者中有 25 例肿瘤全部坏死（96%），1 例患者残留镜下活性组织。Burak 等对 10 例 T_1 期乳腺癌行 RFA 治疗，10 例乳腺癌患者中有 9 例（90%）在治疗前行 MRI 检查显示肿瘤增强；9 例患者在 RFA 治疗后 MRI 检查均能显示射频消融区无肿瘤增强，1～3 周行手术切除后的病理学检查显示其中 8 例患者（89%）无肿瘤残余，仅有 1 例存在肿瘤残余。因此，学者认为 RFA 治疗前应用 MRI 可以准确显示肿瘤的位置和大小，治疗后行 MRI 检查可以准确评估治疗的效果。Fornage 等报道 21 例期乳腺癌患者接受 RFA 治疗，切除术后病理结果显示 20 例肿瘤完全凝固坏死，1 例因接受新辅助化疗后肿瘤由 T_2 期降为 T_1 期，术后仍残留少许镜下活性肿瘤组织。Hayashi 等在局麻＋镇静下对 22 例穿刺活检证实为 T_1N_0 期乳腺癌患者进行 RFA 治疗，结果显示，所有患者对治疗的耐受性良好，但 1～2 周后手术切除后的病理结果提示有 19 例患者在 RFA 治疗中得到了完整切除，有 5 例患者在射频消融区外的地方发现残留病灶。综合文献报道，乳腺癌 RFA 治疗的完全切除率为 64%～100%。

（4）并发症及安全性评价：RFA 的主要并发症是射频电极周围的组织或射频电极接触皮肤等部位的烧伤、乳房局部瘀血及轻度不适感。罕见并发症包括延迟性乳房脓肿。目前乳腺癌 RFA 治疗中尚需解决的问题主要包括：理论上病灶消融部位可以被逐渐吸收而恢复正常形态，但目前还缺少长期随访证据的支持；由于 RFA 的工作频率容易与 MRI 捕获相冲突产生伪影，治疗过程中常常无法进行 MRI 的适时监控，新近已经有 MRI 兼容的 RFA 探针面世，但价格高昂；RFA 治疗系统仅能显示电极针自身温度，不能测量治疗域内其他部位温度，B 超虽能判断治疗范围，但不能显示治疗区内温度；对于较小病灶，由于受呼吸运动、穿刺针伪影等影响，如缺乏丰富的医学影像识别和定位知识，可能因治疗不全导致肿瘤残留；对于较大病变、肿瘤内部存在纤维隔，限制热量的扩散，使肿瘤内部亚病灶不能被有效破坏，而导致肿瘤残留；恶性肿瘤几何外形多不规则，而 RFA 难以像 LITT、FUS 等方法对肿瘤进行适形立体定位精确治疗，这是 RFA 治疗存在的不足。

四、聚焦超声治疗

聚焦超声治疗（FUS）利用超声波具有组织穿透性和可聚焦性的特点，将体外低能量的超声波聚集在体内癌灶处，通过焦点区高能量超声波所产生的瞬态高温效应、空化学效应、机械效应、生物化学效应来破坏肿瘤细胞和肿瘤血管，使靶区组织发生凝固性坏死。FUS 治疗的一个显著特点是理论上不会对靶区外组织造成损害。FUS 是近年来发展起来的实体肿瘤热疗新技术，最先应用于泌尿系统肿瘤的局部治疗，随着该技术不断开发应用，范围也随之扩大，目前已经用于肝脏、骨骼、前列腺、膀胱、乳腺等恶性肿瘤的临床治疗，取得了令人瞩目的成效。

（1）技术方法：FUS 治疗系统由超声功率发生器、影像诊断及定位装置、组合探头（包括诊断和治疗探头）、治疗床和声耦合装置等部分组成。患者麻醉后皮肤做脱脂、脱气处理，俯卧位，乳房浸于（12 ± 2）℃脱气水中，在超声功率发生器产生的 1.5MHz 超声波束可以穿透最厚达 20cm 的皮肤和软组织，精确定位于体内的靶组织，在体积为 $1\sim2mm^3$ 的焦点处产生高达 90℃的瞬态高温，导致细胞不可逆的损害，引起肿瘤组织凝固性坏死，而不损伤周围正常组织。治疗的持续时间依照超声源的参数而定，理论上治疗时间一般在 10 分钟以内。由于FUS 的毁损范围可以小至1cm，需要高清晰的影像技术才能显示，因此，治疗必须在 MRI 及 B 超等影像学技术的准确监控下进行。不过，B 超在准确判断肿瘤坏死体积方面存在一定的困难，原因是在热疗过程中，热区的高回声会产生明显的声影干扰 B 超对凝固性坏死区域的测量，而且，B 超表现与组织学改变之间的对应关系并不明确。有研究表明，对比增强型超声由于可以观察肿瘤内部的血流情况，有助于更好地显示肿瘤的破坏情况。此外，MRI 在诊断治疗后残余癌方面敏感性和特异性分别为 77% 和 100%。术后局部需要使用冰袋间断冷敷 24 小时，并给予抗炎及对症处理。研究显示，FUS 术后即刻造成肿瘤坏死；$2\sim3$ 天内为炎性水肿高峰期；1 周左右水肿完全消退；$1\sim3$ 个月坏死包块周围有血管增生；$4\sim8$ 个月为缓慢的机化及吸收过程，包块逐渐缩小以至于消失。

（2）适应证和禁忌证：FUS 治疗的主要适应证是Ⅰ期、Ⅱ期、病灶远离皮肤的乳腺癌患者，同时全身情况较差、无手术条件的患者也可以选择性使用，目前报道的可以治疗的肿瘤最大直径为 5.0cm。但外形不规则、散在多发或邻近乳头的肿瘤属于禁忌证，靠近皮肤的肿瘤由于治疗导致皮肤损伤或肿瘤残余而属于相对禁忌证。

（3）并发症及安全性评价：乳腺癌 FUS 治疗的主要并发症为乳房肿胀，但均在 $7\sim10$ 天内消失，皮肤烧伤、局部疼痛、灼热及沉重感比较少见。当前，乳腺癌FUS 治疗在临床应用中值得关注的已经不是治疗的有效性而是其准确性、损伤区的有效控制和正常组织的安全控制问题。与其他微创治疗方法相比，FUS 治疗所面临的主要问题还包括技术标准不统一，不同研究间的治疗时间和完全切除率差异很大，有文献报道，完全切除一个 T_2 期乳腺癌最长需要 120 分钟。

五、激光诱导热疗

激光诱导热疗（LITT）是通过插入待治疗组织内部的光学纤维的引导将激光的能量转化为热能。研究表明，肿瘤细胞内的温度持续达到45℃～55℃可以导致细胞死亡，或者温度短时间内达到60℃也可以导致细胞的不可逆损害和死亡。最初 LITT 是用于眼科及皮肤浅表肿瘤的治疗。1994年，Harries 首先将激光凝固治疗用于乳腺癌的治疗，当时在乳腺癌治疗的应用并不广泛，但逐渐有报道指出LITT 适合于早期乳腺癌微小病灶的局部治疗。目前采用 LITT 治疗乳腺癌时所采用的激光种类包括 Nd-YAG 激光（1064 天，1320nm）、半导体二极管激光（805nID）和氩激光（488nID 和514nID），其中 805nID 激光由于发射装置携带方便而应用最为广泛。

（1）技术方法：LITT 治疗的整个过程需要适时 B 超、X 线或 MRI 立体定位。首先需要根据术前的影像学结果计算从肿瘤中心到肿瘤边缘以外 0.5cm 球体的体积（公式为 $V=3/4\pi r^3$），并按照以下原则选择治疗路径：该角度肿瘤显示清晰；避开血管；从皮肤到肿瘤中心的距离最近。然后分别将带有孔道的探针和包含多个组织温度感应器的探头插入肿瘤中心及肿瘤周围，温度感应器的探头较激光头深 1cm。再经孔道置入光学纤维并突出探针末端几毫米，每根光学纤维可以产生 >1kJ 的热量，同时用多根纤维能使坏死体积扩大。激光剂量达到 5W 前注入 1mL 生理盐水。以 1400J/mL 为标准，按上述体积计算总剂量，当所有温度感应器的温度均达到 60℃时终止治疗，治疗时间需要 15～20 分钟。治疗 1 周后的手术切除标本显示 LITT 治疗后的肿瘤组织剖面呈现同心环形状，这是由坏死的肿瘤细胞、周围的脂肪坏死、出血和失活组织共同形成的，最外层区域可见急性炎症细胞和新生的毛细血管。治疗 4～8 周后的手术切除标本可见肉芽组织和纤维化。采用对比强化多普勒超声检查发现，治疗前肿瘤内及肿瘤周围有血流信号，而治疗后治疗区域无血流信号。

（2）适应证和禁忌证：文献报道乳腺癌激光治疗主要适用于 T_1～T_2 期肿瘤，直径在 <1.5～2.0cm 治疗效果最佳，部分 $T_{3\sim 4}$ 的晚期病例由于高龄或无法耐受手术者也可以进行 LITT 治疗，但局部控制率较低。因此，如果以根治性微创治疗为目的的话，进展期乳腺癌应该列为 LITT 治疗的相对禁忌证。

（3）临床应用：Harms 等在 MRI 引导下采用激发去共振的旋转传递技术治疗了 12 例 <3.0cm 的乳腺癌患者，肿瘤切除率达到 100%。值得注意的是，该治疗是在局麻下完成的，并且肿瘤治疗的有效程度与 MRI 扫描肿瘤增强减弱情况密切相关。Dowlatshai 等应用 LITT 治疗了 54 例乳腺癌，肿瘤完全坏死率达 70%（38/54），14 例肿瘤未完全坏死的原因主要是激光能量不足、治疗时患者活动和操作视野不清及肿瘤直径 >2cm。随着技术的改进，目前文献所报道的乳腺癌 LITT 治疗的完全切除率为 0～98%。

（4）并发症及安全性评价：LITT 的主要并发症还是乳房皮肤的局部烧伤，其他不适包括局部轻度疼痛和发热，后者与肿瘤不完全坏死造成的吸收热相关。目前 LITT 在乳腺癌微创治疗应用中存在的问题主要包括：如何根据治疗前肿瘤的定位来精确控制激光治疗时的能量和探针的温度，使得靶向治疗的能量和准确度有所提高是 LITT 治疗面临的重要课题，当前在这方面的进展还差强人意；尽管 B 超等常用影像学技术可以准确将激光光学纤维导入肿瘤并在治疗开始时判断肿瘤的大小，但由于肿瘤凝固性坏死后的超声表现与乳腺癌本身并不易区别，因此，无法治疗后准确判断肿瘤坏死的情况和肿瘤残留的情况；治疗前尚没有成熟的诊断技术能排除多原发病灶及判断 DCIS 的情况等。

六、微波治疗

微波治疗是通过细胞内水分子在电场中的运动导致温度上升来造成细胞热损伤。与脂肪组织和正常乳腺组织相比，乳腺癌细胞含水分子较多，在微波治疗中更容易发生热损伤而导致凝固性坏死。初步的研究表明，微波治疗导致肿瘤内温度升高到 43℃并维持 60 分钟就可以达到杀伤肿瘤的目的。

（1）技术方法：一般情况下需要 B 超进行引导，利用特殊设计的微波电极针，通过导向穿刺针经皮刺入肿瘤内，使用能发射 2450MHz 微波的组织凝固器进行治疗。进一步的研究表明，如果肿瘤内温度为 43℃、需要持续时间 120 分钟才能杀灭所有肿瘤细胞的话，那么当肿瘤内温度提高到

48℃以上时治疗时间只需要 3.75 分钟，即微波治疗的杀伤能力是由肿瘤组织所吸收的热量所决定的，一旦能量达到标准就可以停止治疗。当电极针的温度降低到 0℃以后，肿瘤组织内仍然保持一定温度，一般持续时间为 5 分钟。

（2）适应证和禁忌证：乳腺癌微波治疗的主要适应证是 $T_1 \sim T_2$ 期肿瘤。部分 T_3 期肿瘤接受微波治疗后几乎无法达到完全切除，因此，进展期乳腺癌应该成为微波治疗的相对禁忌证。

（3）临床应用：Vargas 等对 25 例乳腺癌（肿瘤直径平均为 1.8cm）的不同治疗剂量的微波治疗效果进行多中心前瞻性非随机临床试验研究，结果发现，接受微波治疗后，17 例（68%）出现不同程度的病理坏死，且坏死程度与热疗的剂量正相关，其中，肿瘤内温度＞43℃者 23 例（92%），肿瘤大小在治疗后无明显变化；术后病理结果中癌细胞坏死 17 例，包括癌细胞完全坏死 2 例。Gardner 等报道采用微波治疗 10 例直径 $1 \sim 8cm$（平均 4.3cm）乳腺癌，肿瘤细胞内最高温度为 44.9℃，平均治疗持续时间为 51.7 分钟，$5 \sim 18$ 天以后超声检查证实 6 例肿瘤体积明显缩小，平均缩小达 41%，病理检查 8 例出现癌细胞坏死，因此认为乳腺癌单独使用微波治疗是安全有效的。综合文献报道，$T_1 \sim T_2$ 期乳腺癌微波治疗的完全切除率为 8%～68%。

（4）并发症及安全性评价：乳腺癌微波治疗的主要并发症包括皮肤暂时性红斑、皮肤烧伤、皮瓣坏死和轻微疼痛。作为一种微创治疗手段，微波治疗正在被众多学者所接受，但治疗中仍存在一些亟待解决的问题，如肿瘤准确定位；局部皮肤损伤；热疗机的辐射范围与辐射器大小选择有关，超过照射范围肿瘤治疗效果差甚至无效；肿瘤组织温度的精确测量、治疗剂量的合理选择方面仍然需要积极探索等。

七、冷冻治疗

通过冷冻的方法来有效治疗恶性肿瘤首先是在结直肠癌肝转移病例中得到证实的。冷冻治疗系统由氮或氩冷冻系统和氦加温系统所组成。Maaur 提出冷冻治疗导致组织损伤的"二阶段"理论：冷冻治疗开始时细胞外液结冰而渗透压增高，导致细胞内液渗出、细胞内液渗透压的继发性增高，造成细胞的化学性损害；随着冷冻时间延长，细胞内液也形成冰晶，可以直接损害细胞。Rabin 等在山羊乳腺模型中应用氮冷却系统，可以在 15 秒内将乳腺组织的温度从 37℃降到－55℃。2001年，Staren 等人报道，利用冷冻技术治疗了 1 例乳腺癌患者同一象限内的两个肿瘤，经皮穿刺检查未发现有肿瘤残余。近年来，影像学与冷冻技术的有机结合使冷冻手术的精确定位及微创效果成为可能，加速了冷冻治疗在肿瘤微创治疗方面的应用步伐。当前，美国 FDA 已经批准冷冻治疗可以用于治疗乳腺纤维腺瘤，有关在早期乳腺癌的应用方面也取得了令人鼓舞的成果。

（1）技术方法：冷冻治疗时需要在局麻下由 B 超或 MRI 引导经一个微小切口将探针插入精确定位的肿瘤组织内。该探针除末端外全长覆盖温度传导差物质，用液氮持续冷却后探针末端周围组织（包括乳腺肿瘤组织及周围 $5 \sim 10mm$ 的正常乳腺组织）形成与周围组织分界清楚的冰球，导致局部组织坏死。研究发现，每个冷冻-消融循环过程中探针的温度每分钟可以下降或上升 1℃，范围是－185℃～70℃，通过两个循环后，细胞内温度可以低于－40℃，温度降低和加深及重复冷冻与解冻过程均能增加疗效。另外，多探头（最多 7 根）更能充分覆盖并快速杀伤肿瘤组织，同时减少多种并发症的发生。冷冻治疗的手术切除标本可以观察到肿瘤中心部位的组织全部发生坏死，但冰球外层几个毫米的区域却仍然有存活细胞，因此，冷冻治疗的治疗范围应该比肿瘤的实际大小更大一些才能达到完全切除。在影像学适时监控方面，超声引导下冷冻治疗的成功率可以达到78%~100%，但缺点在于无法观察冰球后方的组织变化情况，容易导致癌组织残留；而适时MRI监控对治疗效果的判断准确率可以提高到96%。

（2）适应证和禁忌证：乳腺癌冷冻治疗的主要适应证为I期肿瘤，根据Sabel等所报道的早期乳腺癌冷冻治疗的多中心研究结果，冷冻治疗的疗效与肿瘤的直径密切相关：直径＜1.0cm的肿瘤都获得了完全切除；直径1.0~1.5cm的肿瘤且不伴有广泛DCIS者（即DCIS＜25%）也可以获得完全切除；直径＞1.5cm的乳腺癌则无法获得完全切除。活检结果提示，广泛导管内癌成分的肿瘤、进展期乳腺癌则是冷冻治疗的禁忌证。

（3）并发症及安全性评价：皮肤损伤为冷冻治疗的主要并发症，包括皮肤溃疡或坏死，可通过局部皮肤喷洒室温生理盐水来避免。部分患者还存在局部的疼痛或坠胀感。在转移性肝肿瘤的冷冻治疗过程中有80%的患者会因为冰球表面的裂纹而发生肿瘤灶出血，这种严重的并发症虽然目前在乳腺癌的冷冻治疗中尚未见报道，但可能会成为影响冷冻治疗未来应用的一个潜在威胁。目前临床应用方面存在的主要问题是冰球形成及解冻的时间较长，影像学检查对冰球的监控不准确，治疗区的细胞坏死不完全，尚需更多前瞻性研究来证实其局部控制率。此外，目前冷冻治疗仅仅适用于1~1.5cm的肿瘤，也限制了其在临床的广泛应用。

第三章　肿瘤的化学药物治疗

　　全身性化学药物治疗主要是指通过口服、肌肉或静脉途径给予化学药物进行治疗，但该治疗方法在原发性肝癌中并没有得到广泛的应用。早在 20 世纪 50 年代起，全身性化学药物治疗就开始用于原发性肝癌的治疗，是晚期不能手术的原发性肝癌常用的姑息性治疗手段。常用的传统化疗药物包括阿霉素/表柔比星、氟尿嘧啶、顺铂和丝裂霉素等。这些化疗药物全身给药时有效率低、不良反应较大。虽然阿霉素曾被认为是最有效的药物，但其单药有效率大多低于 10%。由于缺乏高级别的循证医学证据证明这些传统的化疗药物能改善原发性肝癌患者的生存，长期以来原发性肝癌特别是肝细胞肝癌被认为是不适合系统性化疗的病种。

　　随着新的化学药物的不断出现和应用，使得胃肠道恶性肿瘤的全身化疗有了明显的进步，预后得到了显著的改善，推动和启发了原发性肝癌系统性药物治疗的研究，使肝癌不适合全身性药物化疗的传统观念受到了挑战和质疑。目前已有一些证据证实系统性药物治疗在晚期原发性肝癌中的应用价值，主要研究方向集中在靶向药物治疗和新一代化疗药物上。两项随机对照的Ⅲ期临床试验显示，索拉非尼能明显延长肝细胞肝癌患者的生存。自此之后，索拉非尼成为第一个公认的对肝细胞肝癌有效的分子靶向药物，同时也成为后续临床试验的标准对照药物。相比之下，化疗药物（非化学性靶向药物）的证据出现稍晚。EACH 研究和 2011 年 ASCO 另一项研究的阳性结果挑战了细胞毒性化疗药物对原发性肝癌生存无益的传统观点。这些新的临床试验结果证实应用新一代的化疗药物方案（奥沙利铂/吉西他滨等）可使晚期不能手术的原发性肝癌患者获益。

　　全身性药物化疗在胆管细胞癌中，特别是不可手术的局部进展期和晚期胆管细胞癌中有重要地位，含吉西他滨方案提高了进展期胆管细胞癌患者的总生存率。吉西他滨联合铂类药物化疗是标准的一线治疗方案，这主要是来自于两个随机对照的Ⅲ期临床试验的结果，这些研究结果奠定了吉西他滨联合顺铂或奥沙利铂在胆管细胞癌中的地位。靶向治疗在胆管细胞癌中应用的研究较少，目前缺乏Ⅲ期随机对照的研究结果。一些Ⅱ期临床试验评价了不同化疗药物单药或联合用药对原发性肝癌的疗效，但报道的客观缓解率和生存时间差别较大，可能与不同研究中影响肝癌治疗和预后的因素存在异质性有关，如肿瘤大小、病变数目、血管侵犯、病变累犯程度、远处转移、肝硬化、腹水、Child-Pugh 分级、门静脉癌栓、实验室检查（肝功能、AFP 等）等。

　　随着对原发性肝癌全身性化学药物治疗的关注不断增多，已开始有研究评价肝癌切除术后或肝移植术后辅助药物治疗的应用价值。Chen 等在一项Ⅲ期临床试验发现在肝炎相关肝细胞肝癌根治术后应用干扰素 α-2b 并不能延长患者的无复发生存。索拉非尼用于肝癌切除术后或射频消融术后辅助治疗的随机对照Ⅲ期研究正在进行中。

第一节　适应证及禁忌证

　　70%～80%的肝癌患者确诊时已为中晚期，失去根治性手术机会，常以介入治疗、射频治疗和放疗等局部治疗为主，对于以上治疗方法有禁忌、患者一般情况较好、无明显全身化疗禁忌证的患者可尝试接受靶向药物或化疗药物的全身治疗。因此肝癌全身化疗的适应证和禁忌证较为宽松，也鼓励患者积极参加临床试验。

一、化疗适应证

（1）病理确诊肝细胞肝癌、胆管细胞癌或混合癌，疾病进展期或晚期合并肝外转移者。

（2）肝脏弥漫性病变，不适合手术治疗和肝动脉介入栓塞化疗者。

（3）虽为局部病变，因肝血管变异或合并门静脉主干或下腔静脉血栓或瘤栓者无法行动脉介入栓塞化疗者。

（4）多次经肝动脉栓塞化疗（TACE）后肝血管阻塞以及或介入治疗后复发的患者。

（5）术后及射频治疗后高危复发转移的肝癌患者，如巨块型肝癌破裂、术后切缘阳性等。

（6）手术、射频消融、放疗等局部治疗失败且无法重复治疗，患者一般情况较好，能够耐受全身化疗，患者及家属有积极治疗意愿时，鼓励患者参加全身性化学药物治疗的临床试验。

（7）ECOG 评分≤2 分，Child-Pugh 肝功能分级 A～B 级，血红蛋白≥10g/L，血小板≥100×10^9/L，部分脾功能亢进患者化疗适应证可适当放宽至血红蛋白≥8.5g/L，血小板≥60×10^9/L。

二、化疗禁忌证

（1）ECOG＞2 分，Child-Pugh 分级 C 级。

（2）白细胞＜3.0×10^9/L 或中性粒细胞＜1.5×10^9/L，血小板＜60×10^9/L，血红蛋白＜8.5g/L。

（3）肝、肾功能明显异常，氨基转移酶（AST 或 ALT）＞5 倍正常值，和（或）胆红素显著升高＞1.5 倍正常值，血清白蛋白＜28g/L，肌酐（Cr）≥1.5 倍正常值上限，肌酐清除率（CCr）≥50mL/min。

（4）具有感染发热、出血倾向、中大量腹水和肝性脑病。

（5）伴有心功能衰竭、肾衰竭、肝功能衰竭、出血性疾病等。

第二节　常用化疗药物及其副作用

目前，原发性肝癌中常用的全身性治疗药物有传统的化疗药物阿霉素及脂质体阿霉素、氟尿嘧啶类（氟尿嘧啶、卡培他滨和替吉奥）、铂类（顺铂和奥沙利铂）、吉西他滨、伊立替康、紫杉类及新一代的靶向药物（索拉非尼、舒尼替尼和 brivanib 等），以下主要从药物作用机制、药代动力学、适应证及不良反应等方面进行介绍。

一、化疗药物

（一）阿霉素类

阿霉素（ADM）为蒽环类抗肿瘤药，其平面环插入 DNA 碱基对形成复合物，严重干扰 DNA 合成、DNA 依赖性 RNA 合成和蛋白质合成。在整个细胞周期内均有抗肿瘤活性作用，属于细胞周期非特异性药物。

该药不能通过胃肠道吸收，加之对组织有强烈刺激性，故该药必须通过血管给药。主要由肝脏代谢，由醛酮还原酶作用产生的主要代谢产物 13-羟-多柔比星酮也有一定的抗肿瘤活性。静脉给药后血浆清除胆汁排泄，在肝功能受损患者中血浆清除更慢，尿液和胆汁中的多柔比星和 13-羟-多柔比星酮占被排泄药物的大多数，其中胆汁和粪便中 7 天内可排出用药量的 40%～50%，肾脏分泌较少。该药抗瘤谱广，对多种恶性肿瘤有作用，包括急性白血病、淋巴瘤、软组织肉瘤、儿童恶性肿瘤及成人实体瘤（尤其是乳腺癌和肺癌）。在原发性肝癌中，常通过 TACE 给药，也通过静脉给药用于全身化疗，单药全身化疗的有效率不超过 10%，且副作用大。也有若干文献报道阿霉素与其他化疗药物（如顺铂或奥沙利铂）或靶向药物索拉非尼等联合使用，联合用药的副作用较单药更明显。

该药主要的不良反应：①骨髓抑制和口腔溃疡；②心脏毒性：表现为心动过缓和心电图改变，建议用药前常规检测心电图，对已有心功能损害的患者需格外小心，累积剂量超过 450～500mg/m² 时发生充血性心力衰竭的危险大大增加，需特别小心；③胃肠道反应：恶心、呕吐、腹泻等；④其他：肝肾功能异常和脱发也是常见副作用。

（二）氟尿嘧啶类

氟尿嘧啶类药物是目前应用最广泛的抗肿瘤药物，在肝胆系统肿瘤中常用的有氟尿嘧啶注射液、卡培他滨和替吉奥。其中氟尿嘧啶注射液是第一代氟尿嘧啶类抗肿瘤药，是根据设想合成的抗代谢类抗肿瘤药物，而卡培他滨是具有靶向性的新一代氟尿嘧啶衍生物，在若干临床试验中证实口服卡培他滨疗效不劣于静脉输注氟尿嘧啶，因此有时可替代静脉输注氟尿嘧啶。

（1）氟尿嘧啶注射液：氟尿嘧啶（5-Fu）在体内转化为 5-氟-2 脱氧尿嘧啶核苷酸后抑制胸腺嘧啶核苷酸合成酶，从而抑制 DNA 的生物合成，还可阻断尿嘧啶和乳清酸掺入 RNA 而抑制 RNA 的合成。为细胞周期特异性药物，主要作用于细胞周期的 S 期。

该药主要经肝脏代谢，分解为 CO_2 经呼吸道排出体外，15%的氟尿嘧啶在给药 1 小时内以原型药经肾排除，大剂量用药能透过血脑屏障。

该药抗瘤谱广，主要用于消化道肿瘤、乳腺癌、绒毛膜上皮癌、卵巢癌、肺癌、宫颈癌、膀胱癌及皮肤癌等。在原发性肝癌中也有报道，可经动脉局部给药或经静脉全身给药。

该药主要不良反应：①骨髓抑制：主要为白细胞减少、血小板下降；②食欲不振、恶心、呕吐、口腔炎、胃炎、腹痛及腹泻等胃肠道反应；③注射局部有疼痛、静脉炎或动脉内膜炎。④其他：常有脱发、红斑性皮炎、皮肤色素沉着手足综合征及暂时性小脑运动失调，偶可影响心脏功能。

（2）卡培他滨：卡培他滨（商品名：希罗达）在体外相对无细胞毒性，口服后从胃肠道吸收，可在肿瘤细胞和肝脏内被激活成为具有细胞毒性的氟尿嘧啶，因此具有一定的肿瘤选择性靶向，特异性强。可抑制 DNA 的合成，干扰 RNA 的加工处理和蛋白质的合成。

该药及其代谢产物大部分从尿排泄，从粪便中排泄的极少。对肝、肾功能不全的患者用药后需密切监测。

该药主要用于结直肠癌、乳腺癌、胃癌等。希罗达单药或联合用药在肝细胞肝癌和胆管细胞癌中均有文献报道。

该药主要的不良反应：①手足综合征：为一种皮肤毒性反应，表现为手掌足底麻木、感觉迟钝、麻刺感、无痛感或疼痛感、肿胀、疼痛、红斑，严重者脱屑、水疱、血疱、脱甲等。与多西他赛联用时更明显。手足综合征的分级：1 度，手足麻木、感觉异常/迟钝、无痛性肿胀、红斑，或不影响日常生活的不适；2 度，手足疼痛性红斑、肿胀或影响日常生活的不适；3 度，手足湿性脱屑、溃疡、水疱、严重疼痛、不能工作或进行日常活动的严重不适。②消化系统：可逆性胃肠道反应最常见，如腹泻、恶心、呕吐、腹痛、胃炎等。③其他：畏食、脱水、疲乏、皮炎和脱发较常见，但严重者很少见。其他常见的副作用为黏膜炎、发热、虚弱、嗜睡等，严重者少见。

注意：①该药用药剂量需根据体表面积和毒性反应进行调整。根据体表面积计算的药物用量，根据药物副作用进行的处理或剂量调整（根据加拿大国家癌症研究所制定的常见毒性标准）。一旦减量后不能再增加剂量。②肝功能不全：对肝转移引起的轻度至中度肝功能不全的患者所进行的卡培他滨药代动力学研究表明，无须对这类患者做剂量调整。③肾功能不全：尚未对肾功能不全者（指血清肌酐）进行卡培他滨药代动力学研究。

（3）替吉奥：替吉奥（商品名：进口原研为爱斯万 TS-1，国产仿制：维康达）是一种口服的氟尿嘧啶衍生物，在体内经肝脏活化逐渐转变为氟尿嘧啶而起抗肿瘤作用，可较长时间地保持氟尿嘧啶在血和组织中的浓度，其作用为干扰和阻断 DNA、RNA 及蛋白合成，主要作用于 S 期，是细胞周期特异性药物。它包括替加氟（FT）和两类调节剂吉美嘧啶（CDHP）及奥替拉西（Oxo）。其 3 种组分的作用如下：①FT 是氟尿嘧啶的前体药物，具有优良的口服生物利用度，能在活体内转化为氟尿嘧啶。②CDHP 能够抑制在二氢嘧啶脱氢酶作用下从 FT 释放出来的氟尿嘧啶的分解代谢，有助于血中和肿瘤组织中长时间地维持氟尿嘧啶的有效浓度，从而取得与氟尿嘧啶持续静脉输注类似的疗效。③Oxo 能够阻断氟尿嘧啶的磷酸化，口服给药之后，Oxo 在胃肠组织中具有很高的分布浓度，从而影响氟尿嘧啶在胃肠道的分布，进而降低氟尿嘧啶毒性的作用。

替吉奥与氟尿嘧啶相比具有以下优势：①能维持较高的血药浓度并提高抗癌活性；②明显减少药物毒性；③给药方便。

该药口服 2 小时后，替加氟的血药浓度达高峰，氟尿嘧啶在肿瘤内的浓度高于血药浓度和肿瘤周围正常组织浓度，在胃癌组织中的浓度为血液中的 8.2 倍，为正常胃壁的 3.2 倍。药物及代谢产物主要经尿排泄。

适应证：胃癌、头颈部肿瘤、无法手术或切除的乳腺癌、非小细胞癌、结肠癌、胰腺癌、胆管癌。在日本，替吉奥于 1999 年被批准用来治疗晚期胃癌，2001 年被批准用来治疗头颈部癌症，2003 年被批准用来治疗结直肠癌，2004 年被批准用来治疗非小细胞肺癌。多年的临床应用证明，替吉奥是安全有效的抗癌药物。

给药剂量：通常按体表面积计算成人首次给药剂量的基准量（1 次剂量），于早饭后和晚饭后各服 1 次，连服 28 天，之后停药 14 天。或连服 14 天，停药 7 天为一个周期。

常见的主要不良反应：①骨髓抑制：表现为白细胞减少、中性粒细胞减少、血小板减少和贫血；②消化道反应：恶心、呕吐、腹泻等；③其他：乏力、口腔炎、皮疹、色素沉着等。

（三）铂类

（1）顺铂：顺铂（CDDP）为第一代铂类抗肿瘤药，是铂的金属络合物，以水合阳离子的形式与细胞内生物大分子（主要是 DNA）结合，形成链内、链间或蛋白质 DNA 交联，从而破坏 DNA 的结构和功能。

该药可通过多途径给药，如静脉、动脉、腔内给药，并与放疗和热疗均有增敏作用。该药极少通过血脑屏障，$t_{1/2}$ 为 2 天以上，合用利尿剂后可缩短 $t_{1/2}$。该药主要经肾脏排泄，用药 96 小时内有 25%～45% 由尿排出。腹腔用药后局部药物浓度为静脉注射的 2.5～8.0 倍，为腹腔注射最常用的药物。

该药抗瘤谱广，对厌氧肿瘤细胞有效，广泛用于小细胞肺癌、非小细胞肺癌、睾丸癌、卵巢癌、宫颈癌、子宫内膜癌、前列腺癌、膀胱癌、黑色素瘤、肉瘤、头颈部肿瘤及多种鳞状上皮癌和恶性淋巴瘤中。单药或联合用药在肝细胞肝癌和胆管细胞癌中也有文献报道。

该药主要的不良反应：①消化道反应：该药为强致吐性药物之一，严重的恶心、呕吐为主要的限制性毒性，急性呕吐一般发生于给药后 1～2 小时，可持续 1 周左右，需用强止吐药物。②肾毒性：累积剂量相关性肾功能不全是主要的限制性毒性，急性毒性见于用药后 10～15 天，有时可发生肾衰竭。在剂量 >60mg 时，在给药前 2～12 小时或给药后 6 小时内需进行充分的水化，同时补充钾离子。③神经毒性：表现为听神经损害（耳鸣、听力下降等）、末梢神经损害（手脚袜套样感觉减弱、丧失、肢端麻痹等）等。④其他：骨髓抑制、过敏、心功能异常、肝功能异常等。

（2）奥沙利铂：奥沙利铂（L-OHP）为第三代的新的铂类抗肿瘤药物，与 DNA 快速结合，形成链内和链间交联，从而抑制 DNA 的合成和复制，对某些顺铂耐药的细胞系，该药仍有效。

该药清除相半衰期为 40 小时，50% 以上药物在给药 48 小时内由尿排出，粪便排出的药量有限。该药必须用糖水稀释，与碱性溶液为配伍禁忌。

该药主要用于消化道肿瘤，如肠癌、胃癌、胰腺癌、肝胆肿瘤等。有研究观察该药单药经肝动脉灌注化疗和经静脉全身化疗有一定疗效，目前多与氟尿嘧啶类药物或吉西他滨联合应用于肝细胞肝癌和胆管细胞癌的治疗。

该药主要的不良反应：①神经系统：以末梢神经炎为特征的周围性神经病变，有时可伴口腔周围、上呼吸道和上消化道痉挛及感觉障碍，为剂量相关性、蓄积性、可逆转，在累积剂量大于 800mg/m² 时，可能导致永久性感觉异常和功能障碍。当感觉异常在两个疗程中间持续存在或开始出现疼痛性感觉异常和（或）功能障碍时，应减量 25%。如调整剂量后症状持续存在或加重，应停止治疗。②血液系统：可引起贫血、白细胞减少和血小板减少，与氟尿嘧啶联用时血液学毒性增加。③消化系统：恶心、呕吐、腹泻等，与氟尿嘧啶联用时毒性增加。

（四）吉西他滨

吉西他滨（GEM）为抗代谢类抗肿瘤药。该药在细胞内经核苷激酶作用转化成具有活性的二磷酸核苷及三磷酸核苷，从而抑制 DNA 的合成。小部分药物还可掺入 RNA 分子中。为细胞周期特异性药物，主要作用于 S 期。该药在肝、肾、血液和其他组织中被胞苷脱氨酶快速代谢，主要代谢产物在血浆和尿中均可检出，终端清除半衰期为 0.7～12 小时。

该药主要用于非小细胞肺癌和胰腺癌，单药吉西他滨是晚期胰腺癌的标准治疗方案。目前有大量研究报道了吉西他滨单药或联合用药用于治疗肝细胞肝癌和胆管细胞癌，小规模临床研究结果发现吉西他滨单药可安全应用于高龄患者。Kuriyama 等的研究发现，年龄 ≥70 岁的胆管细胞癌患者中应用吉西他滨单药较最佳支持治疗可明显提高中位生存和 1 年生存率。

该药主要的不良反应：①血液系统：贫血、白细胞减少和血小板减少的骨髓抑制，其中血小板减少较常见，有时也较严重。②肝肾毒性：表现为一过性转氨酶升高、血尿和蛋白尿，可见类似溶血性尿毒症综合征（HUS）的临床表现。③消化道反应：表现为恶心、呕吐、腹泻、黏膜炎，极少需要药物减量。④肺：患者用药数小时内可出现呼吸困难，大多无须治疗即可消失，有发生肺水肿、间质性肺炎及不明原因急性呼吸窘迫综合征的病例报告。⑤过敏、心脏毒性、周围性水肿、困倦等。

因该药存在严重的辐射敏化的可能性，建议与放射治疗的时间间隔为 4 周以上。

（五）伊立替康

伊立替康（CPT-11）为植物类抗肿瘤药，是半合成喜树碱的衍生物，在大多数细胞中被羧酸酯酶代谢为有活性的 SN-38，可诱导单链 DNA 损伤，能特异性地抑制 DNA 拓扑异构酶 I，作用于细胞周期的 S 期，为细胞周期特异性药物。体外实验显示，该药对阿霉素和长春碱耐药的细胞仍有细胞毒作用，对表达多药耐药蛋白 P-糖蛋白的肿瘤也有抗肿瘤活性。

SN-38 在不同个体中的药物代谢参数变化很大，与氟尿嘧啶联用时不改变其药代动力学特性。

该药主要的适应证：晚期大肠癌、胃癌、胰腺癌等。体外细胞学实验证实，伊立替康可抑制肝细胞肝癌细胞系的增殖并促进细胞凋亡。经动脉给药和经外周静脉给药都具有明显的抑制肿瘤生长的作用。

该药主要的不良反应：①迟发性腹泻：在用药 24 小时后发生的腹泻，发生率为 80%～90%，是该药的剂量限制性毒性反应，第一次出现稀便的中位时间为用药后第 5 天，平均持续 4 天，单药治疗时有 20% 患者发生严重腹泻，联合化疗时有 13.1% 患者发生严重腹泻。当发生腹泻时大剂量洛哌丁胺治疗有效（首剂 4mg 口服，以后 2mg，1 次/2h，直至末次水样便后继续用药 12 小时，用药最长时间不超过 48 小时）。②急性胆碱能综合征：多在用药 24 小时内出现，表现为鼻炎、结膜炎、低血压、出汗、流泪、流涎、头晕、视物模糊、痉挛性腹痛、"早期"腹泻、周身不适等。③血液系统：中性粒细胞减少为剂量限制性毒性。④胃肠道反应：恶心、呕吐、腹泻、脱水、肠梗阻等。⑤其他：间质性肺炎、脱发、过敏等。

（六）紫杉类

（1）紫杉醇：紫杉醇（PTX）为新型抗微管药物，通过促进微管蛋白聚合抑制解聚，保持微管蛋白稳定，抑制细胞有丝分裂，体外实验证实该药有显著的放射增敏作用。

该药蛋白结合率 89%～98%，主要在肝脏代谢，随胆汁进入肠道，>90% 经粪便排出，1%～8% 经肾脏清除。

适应证：卵巢癌、乳腺癌和非小细胞肺癌的一线和二线治疗，也用于头颈癌、食管癌、精原细胞瘤和复发非霍奇金淋巴瘤等，新近的研究证实白蛋白紫杉醇在胰腺癌中显示出较好的治疗效果。目前已有体外细胞学实验和动物体内实验证实紫杉醇与阿霉素联合应用在肝癌中具有协同作用。

常见不良反应：①过敏反应：发生率为 39%，其中严重过敏反应发生率为 2%，表现为气道痉挛性呼吸困难、荨麻疹和低血压，几乎所有的过敏反应发生在用药的最初 10 分钟内。为了预防过敏反应的发生，常在紫杉醇治疗前 12 小时、6 小时口服地塞米松 10mg，治疗前 30～60 分钟给予苯海拉明和西咪替丁肌注。有过敏反应发生时立即停药，进行抗过敏治疗。②骨髓抑制：为主要的剂量限制性毒性，严重的中性粒细胞减少发生率为 47%。③神经毒性：周围神经病变发生率为 62%，表现为轻度麻木和感觉异常，严重神经毒性发生率为 6%。④其他：心血管毒性、肌肉关节疼痛、胃肠道反应、脱发、局部反应等。

（2）多西紫杉醇：多西紫杉醇（DOC）也是紫杉类抗肿瘤药物，通过干扰细胞有丝分裂和分裂间期细胞功能必需的微管网络起抗肿瘤作用。该药只能用于静脉滴注，患者在接受该药治疗前需口服地塞米松 8mg，2 次/d，持续至少 3 天，以预防过敏反应和体液潴留。

适应证：乳腺癌和非小细胞癌。该药在原发性肝癌和胆管细胞癌中应用的报道较少，小规模的临床研究提示多西紫杉醇在肝胆肿瘤中的有效率不高。

常见不良反应：①骨髓抑制：中性粒细胞减少为最常见的副作用，通常较为严重；②过敏反应：轻微过敏反应表现为：脸红伴或不伴皮肤瘙痒、药物热、胸闷、背痛、寒战等，部分患者发生严重过敏反应，表现为低血压和支气管痉挛；③皮肤反应：表现为红斑，主要见于手足，也可见于臀部、脸部及胸部的局部皮疹，有时会发生指/趾甲病变，有时发生疼痛或指/趾甲脱落；④体液潴留：表现为肢体特别是下肢的水肿、体重增加，极少病例可发生胸腔积液、腹水和心包积液；⑤其他：消化道反应、心血管毒性、脱发、乏力、肌肉关节疼痛、胃肠道反应及局部反应等。

二、靶向药物

在肝细胞肝癌的全身性化学治疗中，靶向药物是最早被Ⅲ期临床试验证实有效的药物。其中索拉非尼是最早被证实对肝细胞肝癌有效，也是研究最多的药物，其次是舒尼替尼和 brivanib 在肝癌治疗中也显示有一定的疗效。在胆道系统肿瘤中，尚没有大规模的Ⅲ期临床试验证实靶向药物的作用。

（一）索拉非尼

索拉非尼是一个多靶点的抗血管生成抑制剂。临床前研究显示，索拉非尼能同时抑制多种存在于细胞内和细胞表面的激酶，包括 RAF 激酶、血管内皮生长因子受体-2（VEGFR-2）、血管内皮生长因子受体-3（VEGFR-3）、血小板衍生生长因子受体-β（PDGFR-β）、KIT 和 FMS 样酪氨酸激酶（FLT-3）。由此可见，索拉非尼具有双重抗肿瘤效应，一方面，它可以通过抑制 RAF/MEK/ERK 信号转导通路，直接抑制肿瘤生长；另一方面，它又可通过抑制 VEGFR 和 PDGFR 而阻断肿瘤新生血管的形成，间接抑制肿瘤细胞的生长。2008 年，Llovet 等的Ⅲ期临床试验（SHARP trial）证实索拉非尼可延长肝癌患者的生存，从此之后，该药成为晚期肝细胞肝癌的标准治疗方案，可延长 44% 肝功较好患者的生存，在亚洲地区的研究结果进一步证实了其延长生存的作用。2009 年 NCCN 指南中推荐该药一线用于 Child-Pugh A 和 B 级的无法切除的肝细胞肝癌。随着其有效性的凸显，其应用范围也不断地扩大，在年龄≥70 岁的老年患者中安全性和有效性相当，在二线治疗及术后辅助治疗方面也有研究。Feng 等的动物实验证实肝癌切除术后应用索拉非尼可抑制肝内复发和腹腔转移，延长了术后生存。用于肝细胞肝癌术后或射频消融后索拉非尼作为辅助治疗预防复发的Ⅲ期临床试验 STROM 研究自 2008 年 6 月开始，拟招募 1100 例患者，目前仍在进行中（NCT00692770）。

与口服溶液相比，索拉非尼片的相对生物利用度为 38%~49%；高脂饮食可使索拉非尼生物利用度降低 29%。索拉非尼口服后达峰浓度时间为 3 小时，平均消除半衰期为 25~48 小时，血浆蛋白结合率为 99.5%。索拉非尼主要通过肝脏代谢酶 CYP3A4 进行氧化代谢及 UGT1A9 进行葡萄糖苷酸化代谢。索拉非尼主要以原形物（占总剂量 51%）和代谢物方式随粪便排泄，有部分葡萄糖苷酸化代谢产物（占总剂量 19%）随尿液排泄。

适应证：晚期肝癌、肾细胞癌、肺癌或其他实体癌。目前有大量研究发现，该药单用或与化疗药物联合应用于原发性肝细胞肝癌和胆管细胞癌，体外细胞学证实该药与阿霉素和吉西他滨联用可降低 ABC-结合蛋白的表达，逆转化疗药物耐药，恢复化疗敏感性。

该药主要的不良反应：包括皮疹、腹泻、血压升高及手足综合征。在临床试验中，最常见的与治疗有关的不良事件有腹泻、皮疹/脱屑、疲劳、手足部皮肤反应、脱发、恶心、呕吐、瘙痒、高血压和食欲减退。在索拉非尼治疗的患者中，3 级和 4 级不良事件的数目分别占不良事件总数的 31.0% 和 7.0%，而安慰剂对照组患者则分别为 22.0% 和 6.0%。

（二）舒尼替尼

舒尼替尼（中文药名：苹果酸舒尼替尼胶囊，商品名：索坦）能抑制多个受体酪氨酸激酶（RTK），其中某些受体酪氨酸激酶参与肿瘤生长、病理性血管形成和肿瘤转移的过程。舒尼替尼对血小板源生长因子受体（PDGFR-α 和 PDGFR-β）、血管内皮细胞生长因子（VEGFR-1、VEGFR-2 和 VEGFR-3）、干细胞因子受体（KIT）、FMS 样酪氨酸激酶-3（FLT-3）、1 型集落刺激因子受体（CSF-1R）和胶质细胞衍生的神经营养因子受体（RET）等活性均具有抑制作用，其主要代谢产物与舒尼替尼活性相似。

药代动力学：该药一般在口服给药后 6～12 小时达最大血浆浓度。进食对其生物利用度无明显影响。舒尼替尼及其主要代谢物的血浆蛋白结合率分别为 95% 和 90%。舒尼替尼和主要活性代谢物的终末半衰期分别为 40～60 小时和 80～110 小时。每日重复给药后，舒尼替尼蓄积 3～4 倍，而其主要代谢物蓄积 7～10 倍，在 10～14 天内达稳态浓度。剂量的 61% 通过粪便排泄，肾脏排泄的药物和代谢物占剂量的 16%。

适应证：癌细胞已发生转移或对甲磺酸伊马替尼耐受的胃肠道间质瘤（GIST）和采用细胞因子疗法无效的转移性肾细胞癌（MRCC）。在体外细胞学试验和动物实验及临床试验中均显示出对肝癌的抑制作用，对索拉非尼治疗失败的肝细胞肝癌也有一定的抑制作用。

用法用量：治疗胃肠间质瘤和晚期肾细胞癌的推荐剂量是 50mg，每日 1 次，口服；服药 4 周，停药 2 周（4/2 给药方案）。与食物同服或不同服均可。剂量调整：建议根据药物在个体中的安全性和耐受性情况，以 12.5mg 为梯度单位增加或减少剂量。

常见不良反应：①最常见：疲乏、食欲减退、恶心、腹泻。②常见：疲劳、乏力；腹泻、腹痛、便秘、味觉改变、畏食、恶心、呕吐、黏膜炎/口腔炎、消化不良；高血压；皮疹、手足综合征、皮肤变色、出血。③潜在严重不良反应：左心室功能障碍、QT 间期延长、出血、高血压和肾上腺毒性。静脉血栓事件；可逆性后脑白质脑病综合征（RPLS）（高血压、头痛、灵敏性下降、精神功能改变、视力丧失）。④其他：代谢/营养：畏食、无力；胃肠道：腹泻、便秘、恶心、呕吐、黏膜炎/口腔炎、消化不良；心血管：高血压；皮肤：皮疹、手足综合征、皮肤变色；神经系统：味觉改变；实验室检查异常：AST/ALT、脂肪酶、碱性磷酸酶、淀粉酶、总胆红素、非结合胆红素、肌酐升高；低血钾、高血钠、左室射血分数下降。

（三）厄洛替尼

厄洛替尼（商品名：特罗凯）为喹唑啉类化合物，是 I 型表皮生长因子受体酪氨酸激酶抑制药。通过抑制酪氨酸（与表皮生长因子受体有关）的细胞内磷酸化，阻滞增殖信号转导，起到抑制癌细胞增殖的作用。

此药口服后经胃肠道吸收，达峰时间为 4 小时，生物利用度 60％，蛋白结合率 93％。主要经 CYP3A4 代谢，给药量的 80％以上以代谢物形式随粪便排泄，清除半衰期 36 小时。

适应证：用于其他治疗无效的局部晚期或转移性非小细胞肺癌（NSCLC）。

成人常规剂量：口服给药：每日 150mg，至少在餐前 1 小时或餐后 2 小时服用，直至疾病进展或出现不能耐受的毒性反应。

常见不良反应：①呼吸系统：可见呼吸困难、咳嗽，有间质性肺疾病的报道。用药期间若出现无法解释的呼吸困难、咳嗽和发热等，应停止治疗。②肝脏：可见肝功能异常。肝功能损害严重者，应减量或停药。③胃肠道：最常见腹泻，还常见口腔炎、恶心、呕吐、食欲缺乏、腹痛。④皮肤：最常见皮疹，还常见瘙痒、皮肤干燥。⑤眼：常见结膜炎、干燥性角膜结膜炎。⑥其他：可见疲劳、感染。

（四）Brivanib

Brivanib 是一种口服血管内皮生长因子受体和纤维细胞生长因子受体通路双重抑制剂，它通过抑制血管生成和诱导细胞凋亡起到抗肿瘤作用。前期临床研究表明，Brivanib 对肝细胞癌有较好的抗肿瘤效果。Brivanib 作用于胸腺缺陷鼠的 H3396 移植瘤时显示出抗癌活性。按鼠体重，每千克分别口服处理 60mg 和 90mg Brivanib，肿瘤生长完全被抑制，而肿瘤生长抑制率分别达到 85％和 97％，Brivanib 作用于肝癌移植瘤，VEGFR-2 的磷酸化作用下降，导致肿瘤生长明显被抑制。结果显示与对照组按鼠体积每千克分别处理 50mg 和 100mg 时相比，06-0606 移植瘤鼠的肿瘤体重分别为 55％和 13％。Brivanib 作用于肝癌时效果显著。Brivanib 目前处于 II 期到 III 期临床试验阶段。

第三节　常用方案、疗效及毒副作用

一、单药

（一）肝细胞肝癌

1. 靶向治疗

（1）索拉非尼：在晚期肝细胞肝癌单药治疗中，索拉非尼是第一个也是目前唯一一个被批准用于肝细胞肝癌治疗的药物，它改变了肝细胞肝癌的治疗，索拉非尼组的总生存时间（OS）和影像学进展时间均较安慰剂组延长近 3 个月。因此，该药自 SHARP 试验之后成为进展期肝细胞肝癌的一线治疗方案，也有研究报道了在传统化疗药物氟尿嘧啶＋顺铂失败后应用索拉非尼仍然有效，索拉非尼二线治疗的 DCR 为 58.3％，中位 PFS 和 OS 分别为 2.3 个月和 7.1 个月，血液学毒性为 3 级中性粒细胞减少（1.4％）、贫血（1.4％）。3/4 级非血液学毒性分别为：手足综合征（16.7％）、皮疹（8.3％）、腹泻（4.2％）、头痛（4.2％）和乏力（4.2％）。

SHARP 研究是 Llovet 等在 2007 年 ASCO 年会上报道的多中心、随机、双盲的 III 期临床试验，共入组 602 例进展期肝癌患者，按 1∶1 入组索拉非尼组（$n=299$）和安慰剂组（$n=303$），索拉非尼的用法是：400mg，口服，2 次/d，主要观察终点是 OS 和症状进展时间，次要终点是 TTP 和 DCR。结果发现，索拉非尼组的死亡风险比是 0.69（$P=0.0006$），索拉非尼组和安慰剂组的中位

OS 分别为 10.7 个月和 7.9 个月（$P<0.001$），有症状进展时间无明显差别，分别为 4.1 个月和 4.9 个月（$P=0.77$）。影像学进展时间分别为 5.5 个月和 2.8 个月（$P<0.001$）。DCR 分别为 43% 和 32%，其中 PR 者分别为 7 例（2%）和 2 例（1%）。索拉非尼组Ⅲ～Ⅳ度不良反应主要是腹泻、体重减轻和手足皮肤反应及低磷血症更多见。

　　为了探索索拉非尼在亚洲肝癌人群中的安全性和有效性，Cheng 等在亚太地区进行了一项多中心、随机对照的Ⅲ期临床试验，23 个中心共 226 例进展期无法切除或转移性肝细胞癌患者入组，索拉非尼组和安慰剂组分别为 150 例和 76 例，以 2:1 入组索拉非尼组和安慰剂对照组。研究的终点是 OS、TTP 和 DCR。Sorefenib 的用法同样是：400mg，口服，2 次/d，每 6 周评价。索拉非尼组和安慰剂组的中位 OS 分别为 6.5 个月和 4.2 个月（$P=0.014$，HR 0.68），TTP 分别为 2.8 个月和 1.4 个月（$P=0.0005$，HR 0.57），DCR 分别为 35% 和 16%。应用索拉非尼的 149 例可评估患者中 3/4 级药物相关不良反应主要为：手足皮肤反应 16 例（10.7%）、腹泻 9 例（6.0%）、乏力 5 例（3.4%），其中引起药物减量的常见副作用是手足皮肤反应 17 例（11.4%）和腹泻 11 例（7.4%）。比较 SHARP 研究和 Oriental 研究发现索拉非尼的有效率相似，但生存时间相差较远，亚太地区肝癌患者生存时间更短，其原因可能是亚太地区患者 PS 评分高、肝外播散、BCLC 分期高、合并 HBV 感染及多部位肿瘤转移更多。Cheng 等在 2012 年又发表了索拉非尼在亚太地区的Ⅲ期临床的亚组分析结果：以病因（有无乙型肝炎）、肿瘤负荷［镜下血管侵犯和（或）有无肝外转移］、血清转氨酶浓度（正常、轻度升高、中度升高）、AFP 水平（正常、升高）、总胆红素水平（正常、升高）及是否有肝切除及 TACE 史分别进行分析。结果发现，索拉非尼延长了中位 TTP 和 OS，不同亚组间 3/4 级不良反应（手足皮肤反应、腹泻和乏力）的发生率相似。

　　由于目前的临床试验中疗效评估标准多采用 RECIST 标准，该标准在判定靶向药物的疗效中尚有不足，因此一些临床研究中分析了与索拉非尼治疗疗效相关的因素，但多是小规模临床研究的结果，腹泻、高血压（有高血压的患者 OS 更长，分别为 18.2 个月和 4.5 个月，$P=0.016$）、皮肤毒性反应及 AFP 早期下降等预示索拉非尼治疗有效。其中 Vincenzi 等回顾性分析了索拉非尼治疗 65 例进展期肝细胞肝癌的副作用，并与抗肿瘤治疗反应比较，发现 24 例患者出现至少 1 度皮肤毒性反应（皮疹 13 例和手足综合征 16 例），有皮肤毒性者的肿瘤控制明显高于无皮肤毒性者（分别是 48.3% 和 19.4%），TTP 分别为 8.1 个月和 4.0 个月，OS 分别为 11.2 个月和 7.8 个月（$P=0.09$）。由于判断疗效标准的缺陷，也有研究者提倡延长索拉非尼的治疗时间，Abbadessa 等通过个案分析强调了延长索拉非尼治疗时间的重要性，特别是在药物减量的情况下，必须进行仔细的定性的影像学评估。该研究评估了 2 例 PR 和 2 例 CR 患者（其中 1 例组织学确认），其 PFS 为 12～62 个月，其中 3 例的治疗反应在药物减量后出现，CT 显示肿瘤密度的改变，随后是肿瘤的缩小。

　　晚期或转移性肝细胞肝癌患者常一般情况较差，或伴有明显的肝功能异常，那么在这些患者中索拉非尼的安全性和有效性如何？目前的报道多为小规模临床试验的结果。Estfan 等回顾性分析了 41 例 CPB 伴肝硬化的肝细胞肝癌患者应用索拉非尼的情况，其中 56% 患者既往接受过局部治疗，CPA 组的 TTP 和 OS 分别为 4 个月和 8.4 个月，明显优于 CPB 组的 2 个月和 3.2 个月。Chiu 等回顾性分析了 sofafenib 在 Child-Pugh B 级伴有肝硬化的肝细胞肝癌患者中的应用情况，将 Child-Pugh B

（CPB $n=64$ 例）分为 7 分（CPB7）和 8～9 分（CPB8～9）两组，并与 Child-PughA（CPA $n=108$ 例）进行比较，结果发现 CPA、CPB7 和 CPB8～9 三组的临床获益率（分别为 21.3%、32.4%和 14.8%，$P=0.23$）和 PFS（分别为 3.2 个月、3.2 个月和 2.3 个月，$P=0.26$）相似，但 OS 不同，CPA 组的生存时间明显长于 CPB 组（分别为 6.1 个月、5.4 个月和 2.7 个月，$P=0.002$）。3 组患者 3/4 级不良反应手足综合征、腹泻、皮疹、白细胞减少、血小板减少和贫血发生率相似，CPB 组贫血和胃肠道出血及肝性脑病发生率更高。

虽然索拉非尼为晚期不能手术的肝细胞肝癌的标准治疗方案，但该药较为昂贵，为寻找效果相当的便宜的可替代的治疗方法，有研究者比较了索拉非尼与其他治疗方法治疗肝细胞肝癌中的有效性。结果发现索拉非尼单药治疗肝细胞肝癌时患者的 OS 与其他治疗方法相似。Kim 等比较了索拉非尼（$n=123$）和其他方法（TACE、放疗、化疗，$n=253$）治疗进展期 HCC，结果发现两组的 OS 无明显差别，索拉非尼组和其他方法组分别为 8.4 个月和 8.2 个月（$P=0.60$）。影响预后的因素为高 AFP、肝内巨块/浸润、血管侵犯、肝外播散及高 TNM 分期，根据这些因素进行亚组分析后发现，肝外播散（HR0.54，$P=0.003$）和肝内巨块/浸润（HR0.68，$P=0.036$）时，索拉非尼治疗后生存时间更长，在没有不良预后因素的情况下，其他治疗方法较索拉非尼更好。Pinter 等的回顾性研究结果相似，发现索拉非尼（63 例）和 TACE（34 例）治疗进展期肝细胞肝癌的中位 OS 无明显差别（分别为 7.4 个月和 9.2 个月，$P=0.737$）。2011 年 Lee 等单中心回顾性地比较了索拉非尼（44 例）和传统化疗（129 例）在无法切除的 173 例 HCC 中的应用，结果发现索拉非尼组和传统化疗组的中位 OS 分别为 23 周和 43.6 周（$P=0.105$），中位无进展生存期（PFS）分别为 11.1 周和 12.4 周（$P=0.496$），客观缓解率（ORR）分别为 2.3%和 6.2%，疾病控制率（DCR）分别是 52.3%和 43.4%。毒性反应比较为：3/4 级中性粒细胞减少在传统化疗组更多见，皮肤毒性在索拉非尼组更多见。这些研究提示在晚期肝细胞肝癌中，包括 TACE 和全身化学药物治疗等方法在某些患者中可能获益更多，但目前尚没有明确的鉴别标准。

（2）舒尼替尼：2011 年 ASCO 上 Cheng 等报道了舒尼替尼或索拉非尼治疗进展期肝细胞肝癌的Ⅲ期临床试验结果。共入选肝功能 Child-Pugh A 级、PS 0/1 分、既往未接受全身化疗的 1073 例患者。1∶1 入组舒尼替尼组（37.5mg/d，$n=529$）或索拉非尼组（400mg，2 次/d，$n=544$），主要研究终点是总生存，次要研究终点是 PFS 和 TTP 及安全性。结果发现，舒尼替尼组和索拉非尼组的中位 OS 分别为 8.1 个月和 10.0 个月（$P=0.0019$，HR 1.31），PFS 分别为 3.6 个月和 2.9 个月（$P=0.1386$，HR 1.12），TTP 分别为 4.1 个月和 4.0 个月（$P=0.1785$，HR 1.13），亚组分析发现伴乙型肝炎感染患者的中位 OS 也没有明显的差别（分别为 7.8 个月和 7.9 个月）。两组中 3/4 级不良反应的发生率分别为 82%和 73%，其中舒尼替尼组的血小板减少和中性粒细胞减少（发生率分别为 19%和 16%）最常见，而索拉非尼组皮肤反应最常见。因不良反应治疗中断者分别占 26%和 23%，严重不良反应发生率分别为 44%和 36%，其中 5 级不良反应发生率为 18%和 16%。该研究结果提示舒尼替尼治疗组的 PFS 和 TTP 与索拉非尼组无明显的差异，但中位 OS 明显短于索拉非尼治疗组。两药的不良反应略有不同，但严重不良反应发生率没有明显的差别。

还有部分Ⅱ期临床试验结果提示舒尼替尼单药治疗进展期肝细胞肝癌的有效率在 2.20%～3.80%，

DCR 为 42.20%～88.40%，中位 TTP 为 1.5～6.4 个月，PFS 为 1.5～3.9 个月，OS 为 9.3～9.8 个月，数据差异较大的原因除患者个体性差异及肿瘤异质性之外，与舒尼替尼给药剂量（37.5mg 和 50mg）不同也有关。

（3）Brivanib：该药是近年出现的新药，目前有 2 个 II 期临床试验证实该药在肝细胞肝癌中的治疗价值。2011 年 Park 等的 II 期临床试验共入组 55 例进展期肝细胞肝癌，该药一线治疗的 6 个月 PFS 为 18.2%，中位 PFS 及 OS 分别为 2.7 个月和 10 个月。1 例 CR，3 例 PR，22 例 SD。2012 年 Finn 等的 II 期开放性研究发现在应用抗血管治疗失败的进展期 HCC 患者中应用 Brivanib 的治疗效果，共入组 46 例患者，二线治疗的 ORR 和 DCR 分别为 4.3% 和 45.7%，中位 TTP 和 OS 分别为 2.7 个月和 9.79 个月。提示该药在晚期肝细胞肝癌中有一定的临床应用价值，III 期临床研究正在进行中。

2. 化疗药物

化疗药物单药治疗原发性肝癌的报道较少，最多的是阿霉素类、吉西他滨、氟尿嘧啶类和铂类药物等，单药多用于患者 PS 评分较高，耐受性较差的患者，因此很多临床试验报道的有效率较低，生存时间较短。

单药阿霉素静脉化疗有效率低，多 <10%，中位 OS 在 4.90～10.6 个月。严重不良反应发生率较高，阿霉素类与靶向治疗联合应用可明显提高患者的 TTP 和 OS。Lai 等观察了 ADM 60～75mg/m² 治疗 60 例无法手术的肝细胞肝癌，发现 25% 的患者化疗后出现致命性并发症（败血症和心脏毒性），其中 4/8 患者在 ADM 累积剂量 <500mg/m² 时出现心脏毒性。Abou-Alfa 等双盲 II 期多中心临床试验，入组 96 例进展期肝细胞肝癌，比较了 ADM（60mg/m²）和 ADM＋索拉非尼（400mg，口服，2 次/d，每 3 周 1 次）的疗效。因独立数据监测委员会提前分析了有效率，将最后 2 位仍在口服安慰剂的患者改用索拉非尼。两药联合组和 ADM 单药组的 TTP 分别为 6.4 个月和 2.8 个月（$P=0.02$），PFS 分别为 6.0 个月和 2.7 个月（$P=0.006$），OS 分别为 13.7 个月和 6.5 个月（$P=0.006$）。两药联合毒性与 ADM 单药相似。有研究者质疑该研究结果，没有 III 期临床试验结果证实 ADM 与安慰剂对比的结果，另该实验中两组患者不平衡，其中 ADM＋安慰剂组肝外转移高、AFP 升高者多、病理高分化者少，这些因素可能使该组的生存更差。

吉西他滨单药化疗的有效率也较低，文献报道多为吉西他滨联合铂类或氟尿嘧啶类药物化疗，单药吉西他滨化疗应用较少，Guan 等报道的固定剂量率的吉西他滨化疗的 ORR 为 2.1%，中位 TTP 和 OS 分别为 1.5 个月和 3.2 个月。

卡培他滨是口服化疗药物，较易为患者接受，目前也开始应用于肝细胞肝癌的治疗，除晚期肝细胞肝癌中应用的报道外，在术后辅助化疗中也有应用。另有一些 I～II 期临床试验观察了氟尿嘧啶类药物联合靶向治疗的安全性及有效性，目前尚没有 III 期临床试验结果证实氟尿嘧啶类药物与索拉非尼联用可提高治疗的有效率和患者生存。Anderson MD 中心的 Patt 等回顾性分析了卡培他滨治疗 63 例肝细胞肝癌（37 例）、胆管细胞癌（18 例）和胆囊癌（8 例）的结果，其中 xeloda 治疗肝细胞肝癌的 ORR 为 11%，其中 1 例获得影像学确认 CR。中位 OS 为 10.1 个月。主要不良反应为手足综合征 37%，3 级血小板减少发生率为 8%。Xia 等的随机对照研究提供了 xeloda 在肝癌术后辅助治疗中的价值，应用 xeloda 化疗组的复发率明显下降，5 年生存率升高，疾病复发时间为观察组的两倍。该研究共入组 60 例（30 例口服卡培他滨，30 例对照）根治性切除术后患者，中位随访 47.5 个月，xeloda 组和对照组的复发率为 53.3% 和 76.7%，5 年生存率分别为 62.5% 和 39.8%（$P=0.216$）。中位 TTR（疾病复发时间）分别为 40.0 个月和 20.0 个月（$P=0.046$）。常见不良反应为恶心、呕吐、腹泻和白细胞减少、血小板减少。由于入组病例数较少，导致部分观察结果未达到明显的统计学差异，大样本的Ⅲ期临床试验迫在眉睫。

目前，一些Ⅰ期和Ⅱ期临床试验结果提示氟尿嘧啶类药物中的氟尿嘧啶、S-1 和替加氟与索拉非尼联用有一定疗效，不良反应尚可耐受。目前也有文献报道，卡培他滨与贝伐单抗联合应用的情况。Hsu 等的Ⅱ期多中心（含若干亚洲国家的数据）观察了卡培他滨＋贝伐单抗治疗 45 例进展期肝细胞肝癌的安全性及有效性，其中 44/45（96%）伴有肝外转移和（或）主要血管侵犯，ORR 和 DCR 分别为 9% 和 52%，未见 3/4 级血液学毒性，治疗相关的 3/4 级非血液学毒性为腹泻 2/45（4%）、恶心/呕吐 1/45（2%）、胃肠道出血 4/45（9%）、手足综合征 4/45（9%）。

目前还有Ⅰ/Ⅱ期临床试验报道了单药奥沙利铂、伊立替康治疗肝细胞肝癌的情况，但病例数均较少，需更多研究结果证实。

（二）胆管细胞癌

与肝细胞肝癌相比，全身化疗在胆管细胞癌中的应用和研究更早，目前报道的单药化疗药物有氟尿嘧啶类、吉西他滨和靶向药物等。其中单药吉西他滨的有效率为 7.0%～36%，中位 PFS 为 3.1～5.7 个月，中位 OS 为 7.3～15.4 个月。2010 年 Valle 等报道的Ⅲ期临床试验 ABC-02 研究中的对照组是吉西他滨单药治疗晚期胆系肿瘤的 DCR 高达 71.8%，中位 PFS 和 OS 分别为 5.0 个月和 8.1 个月。Anderson MD 中心的 Patt 等回顾性分析了卡培他滨治疗 63 例肝胆肿瘤，其中胆管细胞癌入组 18 例，ORR 分别为 6%，中位 OS 为 8.1 个月。主要不良反应为手足综合征 37%。Kuriyama 等观察了吉西他滨单药应用于年龄≥70 岁的老年患者中安全性的小规模研究结果，共入组 28 例，其中吉西他滨组（GEM 800～1000mg/m^2，静脉滴注，第 1 天，第 8 天，第 15 天；每 4 周 1 次）和最佳支持治疗组分别为 13 例和 15 例，结果发现虽然吉西他滨单药无 CR 和 PR，但 DCR 高达 69.2%，吉西他滨和最佳支持治疗组的中位 OS 分别为 9.1 个月和 2.9 个月，1 年生存率分别为 15.4% 和 6.7%。吉西他滨治疗组的 3/4 级不良反应的发生率分别为中性粒细胞减少 23.1%，白细胞减少 15.4%，贫血 7.7%，3 级非血液学毒性：便秘 7.7%、乏力 7.7%。提示吉西他滨单药化疗可明显提高 1 年生存率，延长患者的总生存期，患者耐受性尚可。

氟尿嘧啶类药物治疗胆系肿瘤也有报道，特别是在吉西他滨单药或吉西他滨联合铂类方案化疗进展后，氟尿嘧啶药物可作为二线化疗的选择之一，氟尿嘧啶单药常经肝血管栓塞治疗时应用，口服的 S-1 单药作为 KPS 评分低或一线治疗进展后二线治疗的选择。Sasaki 等和 Katayose 等的Ⅱ期临床试验报道了 S-1 单药二线治疗吉西他滨耐药的胆系肿瘤，ORR 为 14.3%～22.70%，DCR 均超过 50%，中位 TTP 或 PFS 均超过 5 个月，Katayose 等报道的自 S-1 给药后的总生存为 31 个月。

目前靶向药物在胆管细胞癌中应用的报道较少，其中索拉非尼治疗胆管细胞癌的有效率较低。2011 年 El-Khoueiry 等的Ⅱ期临床试验（SWOG 0514 研究）报道的索拉非尼一线治疗进展期或无法手术的胆系肿瘤的 DCR 为 39%，中位 PFS 和 OS 分别为 3.0 个月和 9.0 个月。

二、双药联合

铂类、氟尿嘧啶类和吉西他滨都是广谱的抗癌药物，在很多肿瘤中都被广泛地应用。其中奥沙利铂为三代铂类，在胃癌和大肠癌中显示出较好的疗效，且毒副作用较少，在肝胆肿瘤中应用的越来越多。卡培他滨和替吉奥是可口服的氟尿嘧啶类化疗药物，在肠癌中的临床试验证实疗效不劣于静脉输注氟尿嘧啶。吉西他滨是晚期胰腺癌的标准治疗方案，因肝、胆、胰组织起源相同，该药在肝、胆肿瘤中也显示出一定的疗效。目前临床研究报道的肝细胞肝癌和胆管细胞癌全身化疗的方案多是这些药物的不同组合，也有新的药物如伊立替康和多西他赛的报道，因此两药联合的常用方案有：铂类＋氟尿嘧啶类（包括 FOLFOX、XELOX、XP）和吉西他滨＋铂类/氟尿嘧啶类（GP、GEMOX、GF、GX、GS 等），也有伊立替康和多西他赛与其他药物联合应用的报道。

（一）肝细胞肝癌

（1）铂类＋氟尿嘧啶类：研究人员基于Ⅱ期临床试验结果开展了一项大型、开放、随机对照及多中心的Ⅲ期临床试验（EACH 研究），包括 38 个医学中心的参与，共入组 371 例患者，将 FOLFOX4（$n=184$ 例）方案与肝癌传统"标准对照用药"阿霉素（$n=187$）比较。305 例事件发生时 FOLFOX4 和 ADM 组的 RR 分别是 8.70% 和 2.76%（$P=0.0142$），DCR 分别为 53.26% 和 32.62%（$P<0.0001$）。PFS 分别为 2.97 个月和 1.90 个月（$P=0.0003$），OS 分别为 6.47 个月和 4.90 个月（$P=0.0425$）。与 ADM 组比较 FOLFOX4 方案明显提高了疾病控制率和治疗反应率、中位生存时间和中位无进展生存时间。耐受性良好，安全性较好。这是化疗药物全身给药治疗晚期肝细胞肝癌的第一个Ⅲ期临床试验，结合全身化疗与索拉非尼疗效的比较及目前的部分Ⅱ期临床试验结果让人对肝细胞肝癌全身化疗有了新的信心。

目前若干Ⅱ期临床试验结果提示奥沙利铂与卡培他滨联用也具有更高的有效率和疾病控制率，并可获得较长的无进展生存和总生存，但病例数较少，缺乏Ⅲ期随机对照临床试验的结果。Boige 等多中心Ⅱ期临床试验（FFCD03-03 试验）入组 50 例进展期肝细胞肝癌，应用奥沙利铂 $130mg/m^2$，第 1 天；卡培他滨 $1000mg/m^2$，2 次/d，第 1～14 天。结果发现奥沙利铂方案的 ORR 为 6%，DCR 为 72%，中位 PFS 和 OS 分别为 4.1 个月和 9.3 个月。主要 3/4 级不良反应及发生率分别为：腹泻 16%、转氨酶和（或）总胆红素升高 16%、血小板减少 12% 和神经毒性 6%。奥沙利铂方案联合靶向治疗是否可提高有效率和疾病控制率，延长患者的生存？目前还没有随机对照研究的结果，几个Ⅱ期临床研究结果提示，XELOX 方案联合靶向治疗有较高的疾病控制率。Sanoff 等观察了 XELOX 方案（奥沙利铂 $130mg/m^2$，第 1 天；卡培他滨 $850mg/m^2$，2 次/d，第 1～14 天；每 3 周 1 次）联合西妥昔单抗（西妥昔单抗首次 $400mg/m^2$，第 1 天，后 $250mg/m^2$，每周 1 次）治疗 29 例初治的进展期/无法切除的肝细胞肝癌，ORR 达 10.3%，DCR 高达 83%，中位 TTP 和 OS 却较低，分别为 4.5 个月和 4.4 个月。主要不良反应及发生率分别为：腹泻 45%、乏力 41%、低镁血症 41%。Sun 等观察了 XELOX 方案（奥沙利铂 $130mg/m^2$，第 1 天，卡培他滨 $825mg/m^2$，2 次/d，第 1～14 天；每 3 周 1 次）联合贝伐单抗（5mg/kg，第 1 天，每 3 周 1 次）治疗 40 例初治的肝细胞肝癌，ORR 高达 20%，DCR 为 77.5%，中位 PFS 和 OS 分别为 6.8 个月和 9.8 个月。主要的 3/4 级毒性为中性粒细胞减少和乏力。

与奥沙利铂＋卡培他滨比较，Ⅱ期临床研究报道的顺铂＋卡培他滨的疾病控制率似乎不及奥沙利铂方案高，但患者的 OS 却不相上下。Lee 等观察了顺铂＋卡培他滨（顺铂 60mg/m²，第 1 天，卡培他滨 1000mg/m²，第 1～14 天；每 3 周 1 次）对 32 例肝细胞肝癌的治疗作用，结果发现 ORR 和 DCR 分别为 6.3% 和 34.4%，中位 TTP 和 OS 分别为 2.0 个月和 12.2 个月，无治疗相关死亡，3/4 级血液学毒性：血小板减少 7.6%、中性粒细胞减少 4.3%、贫血 2.1%，非血液学毒性为转氨酶升高 12.9%、黄疸 3.2%、黏膜炎 3.2% 和恶心 3.2%。Shim 等观察了卡培他滨＋DDP 治疗 178 例无法切除的 HCC 的作用，ORR 和 DCR 分别为 19.7% 和 45.0%，中位 TTP 和 OS 分别为 2.8 个月和 10.5 个月。单结节、无局灶性肝内残留和女性是 TTP 延长的独立预测因子。该研究中患者生存期长的原因可能与肿瘤分期有关，入组患者中Ⅱ期、Ⅲ期患者占 7.2%，Ⅳa 期和Ⅳb 期患者分别占 28.7% 和 64.1%。

（2）含吉西他滨方案：在肝细胞肝癌中，吉西他滨与铂类联合进行全身化疗的报道最多，其中与奥沙利铂联合应用消化道反应较轻，耐受性更好。

吉西他滨联合顺铂方案的化疗多是Ⅱ期临床试验的结果，目前的研究结果尚有争议。Parikh 等观察了吉西他滨＋顺铂（GEM 1250mg/m²，第 1 天，第 8 天，CDDP 70mg/m²，第 1 天，每 3 周 1 次）治疗 30 例无法手术的肝细胞肝癌，其中 ORR 和 DCR 分别为 20% 和 63%，但 TTP 和 OS 较短，分别为 18 周和 21 周，1 年生存率为 27%，3/4 级贫血 44%，中性粒细胞减少 13%，血小板减少 7%。而 Chia 等Ⅱ期临床试验因有效率低提前关组，可能与该试验中药物剂量较低有关（GEM 1000mg/m²，第 1 天，第 8 天，CDDP 25mg/m² 第 1 天，第 8 天；每 3 周 1 次）。

一些小规模的Ⅰ/Ⅱ期临床试验证实，吉西他滨联合奥沙利铂一线治疗晚期肝细胞肝癌的安全、有效，其中 Louafi 等报道的中位 PFS 和 OS 分别为 6.3 个月和 11.5 个月。目前病例数最多的是 2011 年 ASCO 上 Williet 等的多中心回顾性研究的结果，该研究收集了 10 年 210 例进展期肝癌患者的资料，其中 61.8% 患者伴有肝外转移，肝功能 Child-Pugh A 级占 51.0%，B 级为 20.6%，C 级为 4.4%。ORR 21%，DCR 62%，PFS 和 OS 分别为 6 个月和 10.5 个月，其中 GEMOX 方案化疗有效者生存时间更长，有反应者和无反应者的 OS 分别为 21 个月和 8 个月（$P<0.0001$）。化疗后有 10 人进行了根治性手术，其中无肝硬化与好的 ORR 和 OS 有关。

目前也有文献报道一线含铂药物或索拉非尼治疗肝细胞肝癌失败后，二线吉西他滨＋奥沙利铂仍有效率。Taieb 等观察了 GEMOX 方案治疗 21 例含铂方案失败的肝细胞肝癌，有效率高达 19%，DCR 为 67%，PFS 和 OS 分别为 5 个月和 12 个月。3/4 级毒性：血小板减少分别为 18% 和 40%，未见非血液学毒性。Mir 等观察了 18 例索拉非尼治疗失败的 HCC 患者接受 GEMOX 方案（GEM 1000mg/m²，oxa 100mg/m²，每 2 周 1 次），ORR 高达 18.8%，DCR 为 37.6%，中位 PFS 和 OS 分别为 3.2 个月和 4.7 个月，最常见的毒性是Ⅱ～Ⅳ度血小板减少（38.9%）和 2～3 度中性粒细胞减少（38.9%）。

目前也有 GEMOX 联合靶向治疗的报道，均为Ⅱ期临床试验结果，有效率高达 20%，总生存超过 9 个月，为Ⅲ期临床试验奠定了基础。Asnacios 等观察了 GEMOX（吉西他滨 1000mg/m²，第 1 天，奥沙利铂 100mg/m²，第 2 天；每 2 周 1 次）＋C225（首剂 400mg/m²，后 250mg/m²，每周 1

次）治疗 45 例进展期肝细胞肝癌，结果发现 ORR 和 DCR 分别为 20% 和 60%，中位 PFS 和 OS 分别为 4.7 个月和 9.5 个月。3/4 级血液学毒性为血小板减少 24% 和中性粒细胞减少 20%、贫血 4%。Zhu 等 II 期研究则观察了 GEMOX［吉西他滨 1000mg/m²，固定剂量率为 10mg/（m²·min），奥沙利铂 85mg/m²，第 2 天，第 16 天］＋贝伐单抗（10mg/kg，第 1 天，第 15 天）治疗 33 例无法切除或转移性 HCC，发现 ORR 和 DCR 分别为 20% 和 47%，中位 PFS 和 OS 分别为 5.3 个月和 9.6 个月。3/4 级毒性包括白细胞/中性粒细胞减少、一过性转氨酶升高、高血压和乏力。

吉西他滨联合其他药物两药化疗的报道较少，目前报道的与吉西他滨联用的化疗药物还有多西他赛、阿霉素类化疗药物，吉西他滨与多西他赛或阿霉素类药物联用时 3～4 级不良反应发生率较高，患者耐受性较差，但吉西他滨与新剂型阿霉素联用时明显延长了总生存，高达 22.5 个月。Alberts 等观察了多西他赛联合吉西他滨治疗 24 例无法切除或转移性 HCC，2 例（8%）PR，中位 TTP 和 OS 分别为 2.76 个月和 12.8 个月，2 例死于不良反应（1 例肝功能衰竭，1 例肾功能衰竭），3 级和 4 级不良反应发生率分别为 81% 和 45.8%，其中 4 级不良反应主要是中性粒细胞减少、血小板减少、腹泻和乏力。Lombardi 等观察了吉西他滨＋阿霉素（GEM 1000mg/m²，第 1 天，第 8 天，聚乙二醇脂质体阿霉素 30mg/m²，第 1 天，每 4 周 1 次）方案治疗 41 例进展期肝细胞肝癌，结果发现 ORR 为 24%（包括 3 例 CR 和 7 例 PR，其中 1 例接受外科切除）。31 例 AFP＞400ng/mL，20 例（64.5%）患者在 2 周期化疗后 AFP 降低＞20%。中位 TTP 和 OS 分别为 5.8 个月和 22.5 个月。主要不良反应及发生率分别为：中性粒细胞减少 17%，贫血 7%。

（3）其他药物：也有临床试验观察了铂类联合阿霉素类药物原发性肝细胞肝癌，均为 II 期临床试验，入组病例数较少。Lee 等的 II 期临床试验证实，42 例 37 例可评估，顺铂 60mg/m²，第 1 天，阿霉素 60mg/m²，第 1 天，每 4 周 1 次，共接受 122 周期，ORR 18.9%，1 例完全应答，6 例部分应答，6 例病情稳定，24 例疾病进展。TTP 和 OS 分别为 6.6 个月和 7.3 个月，3/4 级毒性反应为中性粒细胞减少 14.3%，血小板减少 11.9%，腹泻 9.5%。Uhm 等进行了奥沙利铂联合阿霉素的 II 期临床试验，n＝32 例，奥沙利铂 130mg/m²，阿霉素 60mg/m²，每 3 周 1 次，共给予 82 个周期，结果提示 5 例部分应答，ORR15.6%，PFS 和 OS 分别为 12 周和 31 周。常见副作用是恶心和中性粒细胞减少。

目前也有两种靶向药物联合应用的报道。贝伐单抗＋厄洛替尼一线治疗初治的肝细胞肝癌的有效率高达 25%，中位 OS 为 9.5 个月，二线治疗索拉非尼治疗失败的肝细胞肝癌的中位 TTP 和 OS 分别为 1.81 个月和 4.37 个月。

（二）胆管细胞癌

综合目前临床试验的结果看，胆系肿瘤双药联合方案多是含吉西他滨的方案（GP、GEMOX、GF、GX 和 GS 等），其中两个 III 期临床试验的用药方案均是吉西他滨与铂类联合，也有一些 II 期临床试验中应用氟尿嘧啶类与铂类（XP 或 XELOX 等）联合，病例数较少，证据级别较低，缺乏高级别循证医学证据。

（1）含吉西他滨方案：英国 Valle 等的 III 期临床试验（ABC-02 研究）比较了吉西他滨单药或与顺铂联合治疗局部进展期或转移性胆管细胞癌，共入组 410 例患者，GP 组（n＝204）和 G

组（$n=206$）的 DCR 分别为 81.4% 和 71.8%（$P=0.049$），中位 PFS 分别为 8.0 个月和 5.0 个月（$P<0.001$），中位 OS 分别为 11.7 个月和 8.1 个月（HR0.64，$P<0.001$）。联合用药组的血液学毒性如白细胞减少、贫血、中性粒细胞减少明显高于吉西他滨单药组，吉西他滨单药组的肝功能异常发生率更高。由该试验可见吉西他滨与顺铂联合应用治疗局部进展期或转移性胆管细胞癌的局部控制率较单药更高，患者的中位 PFS 和 OS 更长。自 ABC-02 研究之后，吉西他滨联合顺铂成为局部进展期或转移性胆管细胞癌的标准治疗方案。

Lee 等开放、随机的Ⅲ期临床试验观察了 GEMOX＋厄洛替尼治疗进展性转移性胆道系统肿瘤（胆管细胞癌、胆囊癌和壶腹癌），共入组 268 例患者，具体用药是：吉西他滨 $1000mg/m^2$，第 1 天，奥沙利铂 $100mg/m^2$，第 2 天，厄洛替尼 100mg，每日 1 次，每 2 周 1 次。结果发现 GEMOX 组（$n=133$）和 GEMOX＋厄洛替尼组（$n=135$）的 ORR 分别为 30%（40/135）和 16%（21/133）（$P=0.005$），中位 PFS 分别为 4.2 个月和 5.8 个月（HR 0.80，$P=0.087$），中位 OS 分别为 9.0 个月和 9.5 个月（HR 0.93，$P=0.611$），3/4 级不良反应主要是发热性中性粒细胞减少（分别为 6% 和 4%），无治疗相关死亡的报道，亚组分析发现胆管细胞癌患者中 GEMOX＋厄洛替尼明显延长中位 PFS（GEMOX 组和 GEMOX＋厄洛替尼组分别为 3.0 个月和 5.9 个月，HR 0.73，$P=0.049$）。GEMOX 与厄洛替尼联用时并没有显著延长 PFS 和 OS，在胆管细胞癌中两药联用可能延长 PFS。

目前的Ⅱ期临床试验报道的 GP 方案一线化疗的 ORR 为 19.5%～35.0%，中位 PFS 为 3.0～8.0 个月，中位 OS 为 8.4～11.7 个月。美国的 Eckmann 等在 2012 年发表了回顾性研究的结果，发现于 2005 年 1 月 1 日至 2009 年 10 月 31 日在美国 Anderson MD 肿瘤中心就诊的 85 例无法切除的肝内或肝门胆管细胞癌中的一线化疗中，吉西他滨＋顺铂方案的占 62.0%，其次是奥沙利铂和卡培他滨（16.0%），这两个方案的肿瘤控制率（分别为 72.0% 和 69.0%）和总生存（分别为 15.2 个月和 13.9 个月）没有显著的差别。在基线 CA19-9 升高、原发部位诊断不明及既往接受过化放疗的患者中，总生存明显降低。该研究中报道的结果明显高于目前临床试验报道的 GP 方案的有效率和 OS，因该研究结果证据级别较低，需进一步证实。2010 年 Sasaki 等报道的 GP 方案二线化疗的 DCR 高达 50%，中位 TTP 和 OS 分别为 3.6 个月和 5.9 个月。GEMOX 方案的 ORR 为 15.0%～50.0%，中位 OS 为 8.5～14.0 个月，GEMOX 方案联合靶向治疗可提高治疗有效率，2010 年 Gruenberger 等报道的 GEMOX 方案联合爱必妥治疗的有效率高达 63.0%。

吉西他滨联合氟尿嘧啶类药物的Ⅱ期临床试验较少，其中 2005 年 Alberts 等报道的吉西他滨＋氟尿嘧啶方案化疗的 ORR 为 10.0%，中位 PFS 和 OS 分别为 4.6 个月和 9.7 个月。吉西他滨＋卡培他滨方案的 ORR 为 16.7%～26.7%，DCR 在 48.0%～66.7% 之间，中位 PFS 为 6.3～7.2 个月，中位 OS 为 7.0～14.0 个月。吉西他滨＋S-1 方案的 ORR 为 26.7%～34.2%，DCR 高达 73.4%～82.9%，中位 OS 为 11.6～12.7 个月。

吉西他滨除与铂类、氟尿嘧啶类药物联合外，尚有文献报道吉西他滨与伊立替康联合用药。Chung 等观察了吉西他滨联合伊立替康方案一线治疗 39 例进展期胆系肿瘤，结果发现 ORR 和 DCR 分别为 20.5% 和 66.7%，中位 PFS 和 OS 分别为 4.3 个月和 7.6 个月，3/4 级主要不良反应为及发生率为：贫血 25%，血小板减少 2.3%，中性粒细胞减少 10.3%，AST 升高 10.3%，ALT 升高 5.1%，呕吐 5.1%。

（2）其他方案：不含吉西他滨的方案主要是铂类和氟尿嘧啶类药物联合，目前研究较少，目前报道的有奥沙利铂联合卡培他滨或伊立替康方案。2012 年 Eckmann 等的回顾性研究发现 XELOX 等方案治疗的 ORR 高达 69.0%，中位 OS 为 13.9 个月。Karachaliou 等的 II 期多中心试验观察了奥沙利铂联合伊立替康方案治疗 28 例晚期胆管细胞癌的情况，结果发现该方案的 ORR 和 DCR 分别为 17.9%和 39.3%，中位 PFS 和 OS 分别为 2.7 个月和 9.2 个月。

三、三药或多药联合

三药或多药联合虽有效率可能有所提高，但副作用明显增大，目前三药或多药联合与单药比较的 III 期临床试验很少，可能与三药或多药联合副作用大，耐受差有关。Yeo 等的 III 期临床试验观察了 PIAF（顺铂＋干扰素＋阿霉素＋氟尿嘧啶）对比阿霉素单药组，共入选 188 例无法切除的肝细胞肝癌。首要终点为总生存，次要研究终点为反应率和毒性。结果发现多药化疗组的 ORR 明显高于阿霉素单药组（20.9%和 10.5%），但两组的 OS 无明显差别（8.67 个月和 6.83 个月，$P=0.83$）。且三药联合副作用发生率明显较单药阿霉素升高。Uka 等观察了全身应用 GEM 联合局部给予顺铂和氟尿嘧啶（GEMFP）治疗 7 例无法手术的进展期 HCC，$n=7$，结果发现 PR4/7，SD3/7，无 1 例 CR，也无 1 例 PD。主要的 3/4 级不良反应为中性粒细胞减少和白细胞减少、血小板减少及贫血。Yuan 等观察了 3 周 EAPFL 方案（VP-16 40mg/m^2，第 1～3 天，ADM 30mg/m^2，第 1 天，cispltin 60mg/m^2，CF 120mg/m^2，5-Fu 1200mg/m^2，与 CF 同时泵 72 小时）治疗 66 例进展期肝细胞肝癌，1 例（1%）CR，13 例（20%）PR，ORR 21%，OS 和 PFS 分别为 8.9 个月和 3.3 个月。3～4 级毒性分别为中性粒细胞减少 28%、贫血 11%、血小板减少 7%、肝脏损害 5%、呕吐 2%、腹泻 2%，无治疗相关死亡。

第四节　化疗药物毒副作用的处理

化疗药物在杀伤癌细胞的同时，对人体的正常组织器官也有不同程度的损害，因此出现了化疗药物毒副作用，有的毒副作用是不同类型化疗药物都有的，但发生率和分级有所不同，有的毒副作用在某些化疗药物中更为常见。世界卫生组织将抗癌药物的毒副作用分为 0 度、I度、II度、III度、IV度。

一、骨髓抑制

化疗药物大多有骨髓抑制的现象，表现为白细胞减少、血小板减少和贫血。因血细胞的半衰期不同，各种细胞出现明显下降的时间也不同。白细胞半衰期为 6 小时，血小板 5～7 天，红细胞 120 天，故化疗最常引起白细胞和血小板减少，长期化疗也可引起贫血，当白细胞明显减少出现粒细胞缺乏症时可伴有发热。

处理：化疗后宜每周检查 1～2 次血常规，并依据骨髓抑制程度调整下一周期化疗药物用量。

①当白细胞低于 $3.0×10^9/L$ 时，需皮下注射粒细胞集落刺激因子，据白细胞减少不同程度用量为 $75～300μg/d$ 不等，至少连用 3 天。白细胞数低于 $1.0×10^9/L$ 时，需给予隔离，特别是患者伴发热时，需给予预防性应用抗生素治疗。②当血小板低于 $75×10^9/L$ 时可给予 IL-11 或粒-巨核细胞集落刺激因子治疗。当血小板明显减少出现出血倾向时，需及时补充血小板悬液。③贫血：注意加强营养。可给予铁剂等补充造血原料，必要时给予促红细胞生成素或输血治疗。

二、消化道反应

（1）恶心、呕吐：应用化疗药物后最快也是最常出现副作用就是胃肠道症状，药物刺激黏膜层或影响大脑控制呕吐中枢使患者出现恶心或呕吐症状，部分患者因心理作用也会发生"心因性呕吐"。在常用化疗药物中，顺铂为高致吐性药物，消化道反应较重。

处理：清淡饮食，适量补充水分，在应用化疗药物前半小时静脉给予止吐药物预处理，如化疗过程中及化疗后出现明显恶心、呕吐可给予静脉或口服止吐药物，必要时可加用镇静药物和（或）糖皮质激素药物加强止吐效果。

（2）便秘：也是化疗过程中常见的问题，可能的原因包括部分化疗药物本身引起的神经病变、止吐药物、止痛药物对肠蠕动的抑制、缺乏活动等。在化疗过程中 3 天未解大便需及时给予处理。

处理：多饮水、适量增加高纤维食物、适量增加活动，必要时给予麻仁软胶囊、乳果糖口服液、番泻叶等缓泻剂或开塞露、甘油等灌肠通便。

（3）腹泻：化疗药物直接影响肠道黏膜或导致胃肠道炎症等，均可引起大便次数增多或性状改变。当患者出现严重骨髓抑制伴有肠道菌群失调时，也会出现腹泻。伊立替康的毒副作用之一是腹泻，包括早期腹泻和迟发性腹泻。

处理：清淡流质或半流饮食，多喝水或果汁，给予止泻药或调节肠道菌群药物治疗。应用伊立替康后的早期腹泻考虑为急性胆碱能综合征所致，给予阿托品 0.25mg，肌注，可缓解。迟发性腹泻可给予洛哌丁胺止泻，必要时加用斯密达、肠道菌群调节药物等。

三、手足综合征

手足综合征是应用化疗药物后出现的皮肤、指/趾甲的改变。表现为色素沉着、红肿、麻木、疼痛、感觉异常，严重者皮肤开裂、出血、血疱、指/趾甲脱落。根据 NCI 药物毒副作用判定标准分为 3 级。是卡培他滨、替吉奥、多西他赛等化疗药物及索拉非尼等靶向药物常见的副作用之一。

处理：保持皮肤湿润，可涂抹护手霜、凡士林乳膏等，如出现明显的手足综合征可将药物减量或停药。

四、过敏反应

很多化疗药物会导致过敏反应，以紫杉类药物最多见，因此必须预防性应用抗过敏药物：①地塞米松 $8～10mg$，用药前 $8～12$ 小时，用药当天及用药后第 2 天口服或静脉注射；②苯海拉明 50mg，用药前半小时口服或肌内注射；③西咪替丁 300mg，用药前半小时静脉注射。其他化疗药物不需常规预防性抗过敏治疗，在出现过敏反应时再给予抗过敏处理方可。

五、药物外渗的处理

某些化疗药物如蒽环类、长春碱类及 MMC 漏入皮下，可引起化学性炎症，表现为局部红肿、严重疼痛，需立即处理：①立即停注药物，拔出针头；②用 0.9%NaCl 做局部皮下注射，并用 2% 普鲁卡因局部封闭；③用氢化可的松琥珀酸钠外敷或用二甲基亚砜外敷；④冷敷。

六、其他注意事项

（1）注意用药顺序：联合化疗时，如亚叶酸钙＋氟尿嘧啶方案中，宜亚叶酸钙先于氟尿嘧啶给药；紫杉醇＋阿霉素方案中，阿霉素先于紫杉醇给药，紫杉醇联合顺铂或氟尿嘧啶时，紫杉醇先于顺铂或氟尿嘧啶给药。

（2）水化与利尿：对肿瘤负荷大且对化疗敏感的肿瘤及应用肾毒性较强的药物（如大剂量 CDDP）时尤应注意。①用药前输液 1000mL；②用药后快速静滴 20%甘露醇 250mL；③输液总量每日 3000～4000mL，补钾 3.0g；④输液结束前根据尿量给予呋噻米 20～40mg。

（3）停药观察：①呕吐频繁，影响进食或电解质平衡。②腹泻超过每日 5 次或出现血性腹泻。③白细胞计数＜3×10^9/L 或血小板计数＜60×10^9/L。④感染性发热，体温＞38℃。⑤出现并发症如胃肠道出血、穿孔、大咯血。⑥心肌损害。⑦中毒性肝炎。⑧中毒性肾炎。⑨化学性肺炎或肺纤维变。

七、小结与展望

随着全身化疗的应用，不能手术的或晚期原发性肝癌的生存也有改善。但总体有效率偏低，患者的总体生存时间仍较短，因此，还需要大量的临床试验证据支持全身化疗药物治疗在原发性肝癌中的应用，包括靶向药物和化学治疗药物在术前新辅助和术后辅助治疗方面的应用。目前索拉非尼应用于肝细胞肝癌术后辅助治疗的临床试验正在开展中，还有不断出现的新靶向治疗药物也被应用于原发性肝癌的全身化疗中。一些新剂型化疗药物应用的探索，如白蛋白紫杉醇在胰腺癌中显示出一定的治疗优势，也可尝试应用于原发性肝癌的治疗。随着对原发性肝癌药物治疗的关注和不断探索，肝癌的全身化疗将不断向前发展。

第四章　肿瘤的防治

第一节　治疗原则

中医的治疗原则，是在整体观念和辨证论治精神指导下，分析疾病的病因、病位、病机以及患者体质及其发病条件和转归，分清病变的主要矛盾及其可能的演化，探求解决矛盾的办法和普遍规律，从而确定的治疗原则。肿瘤的治疗原则，同样是在中医整体观念指导下，通过对肿瘤的病因、病理、发病等全面分析、判断、正确辨证后确定的。对临床的治疗立法和遣药组方具有指导意义，其内容十分丰富。

肿瘤，其发病和变化非常复杂，常见于寒热、虚实错杂病理变化。肿瘤的治疗，临床常采用早期治疗、治病求本、扶正祛邪、调整阴阳、标本缓急、因人因地因时制宜等治疗原则。

由于肿瘤疾病在发生、发展过程中，传变迅速，变化多端，晚期体虚，所以应做到早期发现，早期治疗；在复杂多变的肿瘤疾病现象中，必须善于抓住病变的本质进行治疗，此为治病求本；根据阴阳气血失调的变化，应采取调理阴阳气血的原则，使之归于平衡；对于邪正相争所产生的虚实、寒热变化，予以扶正祛邪；按照病情的先后缓急，采用"急则治其标"和"标本同治"，这又是扶正祛邪和标本缓急的原则；针对发病的不同季节、地理环境和不同患者，又有因时因地因人制宜的原则；结合现代医学观点，采用辨病论治与辨证论治相结合的原则；由于肿瘤疾病有急性和慢性之分、卒病和痼疾之异，以及同一个疾病又有急性期与慢性恢复期的不同，因而采取随机应变与持重守方的治疗，这称之为应变与守方的原则。这些原则，在临床运用时，既有其独立的指导意义，又有相互协同作用，对于单纯的病证，可以采用其中一个原则，对于复杂的病证，可以采用两个或两个以上的原则。

一、早期治疗

所谓早期治疗，就是当肿瘤疾病发生的前期、初期阶段，及早发现，及时治疗。《黄帝内经素问·四气调神大论》指出："是故圣人不治已病治未病，不治已乱治未乱，此之谓也。夫病已成而后药之，乱已成而后治之，譬犹渴而穿井，斗而铸锥，不亦晚乎。"因为肿瘤疾病初期，病在皮毛肌表，病位浅，病情轻，病变局限、肿块微细，或仅是癌变前期，正气未衰，机体抗病能力较强，肿瘤疾病比较容易治愈。倘若因循失治，病邪势将由表入里，由浅入深，病情由轻变重，正气受到严重损耗，机体抗病能力衰弱，以致病情危笃。

因此，在肿瘤疾病初期，就要争取时间，及早诊治，把肿瘤疾病消失在萌芽阶段，防止肿瘤由轻变重，由局部蔓延到全身。所以，早期治疗意义十分重要。

早期治疗，首先要求医生掌握肿瘤疾病发生发展的规律，善于早期发现病变苗头，及时做出正确的诊断，然后，选择正确的防治方法，进行有针对性预防和及时治疗，如注意饮食卫生，不要食用含有致癌物质的食物；重视环境因素，减少致癌因子的感染；定期做好肿瘤普查预防工作等，发现癌症前期的病变，应及早根治。

肿瘤疾病，病变过程较长，势必累及其他脏腑器官。此时，关键是要搞清楚疾病的脏腑病位及具传变趋势，以阻止疾病的传变、发展和蔓延。《黄帝内经素问·至真要大论》说："谨守病机、各司其属"，说明掌握病机对于治愈疾病的重要性，通过各个症候，分析疾病变化机制，"见微得过，用之不殆"。《黄帝内经素问·玉机真脏论》说："五脏相通，移皆有次：五脏有病，则各传其所胜。"指出五脏有病，其病气分别传至其所胜（克）之脏。因此，我们必须了解脏腑的生理病理特点及脏腑间的关系，才能早期治疗疾病。如见到肝病，了解到肝病容易传脾而引起脾病。在治肝的同时，就应细心观察病邪是否传脾，考虑到充实脾胃，使脾胃强健，肝邪才不致于传脾。如患肝硬化、肝胆肿瘤等病变过程中，往往病及到脾胃。这就是《金匮要略》所谓："见肝之病，知肝传脾，当先实脾"的道理。

二、治病求本

肿瘤疾病的发生、发展和转归，由于病体、环境等条件的差别而有错综复杂的变化，而临床表现症状又有真假，只有充分了解和把握有关肿瘤疾病诸方面，并进行综合分析，透过现象看本质，找出发生肿瘤疾病的根本原因和病变实质，才能在中医学基本理论指导下，确立相应的治则和治法。《黄帝内经素问·阴阳应象大论》所说："治病必求于本。"

（1）探求病因之本，治其因：任何肿瘤疾病的发生都有其一定的原因，并以一定的证候表现于外。通过对证候的观察并结合有关因素，可以分析，探究和正确认识其病因。《灵枢·本脏》说："视其外应，以知内脏，则知所病矣。"

"审证求因"，探求病因之本，必须掌握肿瘤疾病发生在于六淫外感（如气候因素、空气污染等）七情内伤（思虑、喜怒太过），或饮食不节（肥甘、厚味、酒毒等），或居处劳倦（环境因素，生活方式等），或人体体质（遗传、家族、慢性炎症等）。同一种肿瘤疾病案，有原发性，有继发性，有遗传因素，有家族群因素，有慢性炎症变异，有病毒变性等。从病因病机学来探求病因对于确定治疗原则和方法是十分重要的，治其病因是治病关键。

（2）探求病机之本，治其本：《黄帝内经素问·至真要大论》反复强调治疗疾病必须"审察病机"，"谨守病机"。王冰也说："得其机要，则动小而功大，用浅而功深。"病机，是指疾病发生、发展和变化的机制。可见，探求并把握肿瘤疾病的病机之本，才有合理的治疗方法。这才体现出中医学"辨证论治"的精髓。如胃癌的病变机制：肝胃不和，治以舒肝和胃，降逆止通；脾胃虚寒，治以温中散寒，健脾和胃；瘀毒内阻，治以清热解毒，活血祛瘀等。

（3）探求病性之本，治其证：病性主要指疾病的虚实寒热的属性。从邪正相争过程中双方力量对比的病理来分析。实，主要指邪气亢盛而正气未伤；虚，主要指正气虚衰而不足以和邪气抗争，包括先天和后天的两种因素。《黄帝内经素问·通评虚实论》："邪气盛则实，精气夺则虚。"《医学正传》进一步指出，实者，邪气实也。或外闭于经络，或内结于脏腑，或气壅而不行，或血流而凝滞。""虚者，正气虚也，为色惨形瘦，为神衰气怯，或自汗不固，或二便失禁，或梦遗滑精，脉弱无力者，皆虚。"一般虚证患者免疫功能低下或紊乱，脏腑功能下降，神经-内分泌系统失控，物质代谢有某种异常，有见组织细胞炎症、萎缩或坏死等病理变化，实证患者表现为生理亢进，中枢神经系统趋于兴奋，基础代谢率升高以及组织细胞炎性变等。必须针对具体病理变化和病体正气的盛衰制订具体的治疗方案。

寒证，可因阴盛或阳衰所致，属于气化功能衰退，脏腑功能低下，代谢趋于减弱、生理功能降低的病理过程。热证，可因阳盛或阴虚所致，属于气化功能亢进，脏腑功能病理性增高，代谢趋于加速，生理功能上升的病理过程。辨别肿瘤疾病寒热属性实际上也是辨别阴阳之盛衰或气化功能的盛衰。实证，是以邪气亢盛为矛盾的主要方面的病理反应。虚证，是以正气不足为矛盾的主要方面的病理反应。《黄帝内经素问·刺志论》载："气实者属热也，气虚者属寒也。"《黄帝内经素问·阴阳应象大论》也指出："水为阴，火为阳。""阳胜则热，阴胜则寒""水火者，阴阳之征兆也。"《医学正传·病有真假辨》所说："实者，邪气实也。或外闭于经络，或内结脏腑，或气壅而不行，或血流而凝滞。虚者，正气虚也，为色惨形瘦，为神衰气怯，或自汗不固，或二便失禁，或梦遗滑精。"临证必探求辨析病性之寒热虚实，才能制订合理治疗方法。"虚则补之，实则泻之"，"寒者热之，热者寒之。"

（4）探求病位之本，治其位：肿瘤疾病发生的部位，有表里、上下、脏腑不同。表里指病变部位的深浅，上下指病邪停留位置，或病势趋向，气机升降；脏腑指病变所在器官。探求病位，选择合理治疗方法和药物，药到病位（中药介入治疗）。祛邪不伤正，泻实不损正。

综上可见，治疗肿瘤疾病必须详尽地分析疾病的诸方面及本质，才能制订治疗方法，获得满意效果。正如张景岳在其《求本论》中所讲："直取其本，则所生诸病，无不随本皆退。"

三、标本缓急

标本缓急，根据病情趋势；病变急慢，所采取的先后治疗的原则。所谓标，即标志、现象。本就是根本、本质。自然界万事万物，都各有标本。因此，是一个相对的概念，应用在医学上，其内容及意义较广泛。例如，从疾病的病因和症状言，病因为本，症状为标。从邪正关系言，人体的正气为本，邪气为标。从病变部位的内外言，内部的脏腑、腑病为本，外部肌表经络病为标。从患者发病时间的先后言，先病、旧病、原发病为本，后病、新病、继发病为标。《黄帝内经素问·标本病传论》指出："病有标本，刺有逆从。"必须在复杂病症中找出本质与现象两个方面，分析病本和病标的病理变化，以进一步制订而有效的治疗措施。

（1）急则治其标：急重之症，危及生命，虽为其标，权当先治，以免病邪入里，使气机逆乱，脏腑损伤，代谢异常，病情恶化。如直肠肿瘤热盛伤津，关格壅塞，气机阻滞，大便秘结，发为中满的阳明腑实证，从其病因病机分析，内热为本，中满为标。急则治其标以大承气汤急下之，中满得除则大热自愈。肝硬化或肝肿瘤腹水面胀满者，尤其在腹水日益严重的情况下，若不及时治腹水，就会进一步引起呼吸喘促、二便不利，乃至全身呼吸、循环、消化、泌尿等功能紊乱，物质代谢特别是水盐代谢失常，则危及生命。故必须先解决腹水以治其标，而后专攻肝硬化或肝肿瘤以治其本。《黄帝内经素问·标本病传论》所载："先热而后生中满者治其标。""大小不利治其标。"

旧病或慢性病患者复感新病，当以新病为标急先治之，以免新病恶化而招致旧病或慢性病而急性进展。如肺肿瘤病慢性进展的患者，呼吸功能降低，慢性缺氧，呈气阴虚慢性进展，抗病能力日趋低下，极易感受风寒之邪，合并感染，即气阴虚为外感提供病邪侵袭的病理基础，若不及时治疗，不仅表证传里又使肺部功能更加虚衰，故当急治其标，正如《金匮要略》所载："夫痼疾加以卒病，当先治卒病，后乃治其痼疾也。"即《黄帝内经素问·标本病传论》所说："治有取标而得者。"

（2）缓则治其本：当病情没有骤急情况，应分析证候及其病理变化，抓住疾病的根本矛盾予以治疗。即《黄帝内经素问·标本病传论》所说："治有取本而得者。"

（3）标本兼治：病之标本俱重，单治标或单治本都不能全面照应，且根据病情与投药的实际情况又允许兼顾时，就要标本同步施治，即《黄帝内经素问·标本病传论》所说："谨察间甚，以意调之，间者并行，甚者独行。"

四、扶正祛邪

正，即正气，指脏腑组织的功能活动、抗病能力以及机体生命活动的物质基础，如明精、阳气、津、血等；邪，即邪气，泛指各种治病因素，如六淫、疫疠，食积、痰饮、瘀血等。凡运用补养药物或其他手段以增强体质、提高机体抗病能力和恢复健康的方法，即为扶正，如益气、养阴与针刺时运用补的手法、气功强身等均是；若选用攻逐药物或其他手段驱邪，以达到邪祛病除的方法，是为祛邪，如发汗、泻热攻下、活血化瘀、软坚散结、针刺采用泻法均是。

疾病的发生发展过程，从邪正关系而言，是正气与邪气相互斗争的过程。邪正相争的胜负，不仅决定着疾病的发生，而且还影响着疾病的进退。因而任何疾病的治疗都是为了祛除邪气，扶正也是为了达到祛邪目的，即是通过增强人体生理功能，从而把邪气（肿物）散除，或祛邪而安正，改变邪正双方的力量对比，从而有利于疾病向痊愈的方向转化。

1. 扶正 扶正的含义是比较广泛的，扶助正气，活跃气机，提高免疫功能，协调物质代谢，补充营养成分，增强抗病能力，最终要改变病理状态并恢复正常，使"阴平阳秘"。

（1）扶助正气增强防御与抗癌能力：正气是人体生命活动能力的集中表现，正气强弱和人体健康水平密切相关。《黄帝内经素问·刺法论》说："正气存内，邪不可干。"正气强弱对肿瘤疾病进退更有决定意义，正如《伤寒发微论》载："真气完壮者易医，真气虚损者难治。"

扶正，增强人体抗病能力，加强免疫功能，正气虚弱者的免疫功能减弱或紊乱。虚证患者的E-花环形成率、血清补体 C3 含量、IgC、IgM 水平较正常人明显下降，外周血淋巴细胞 DNA 合成能力降低，经扶正治疗可以改善。

（2）协调气机改善物质代谢：中医学认为人体之气包括物质之气（精气、营气等）和功能之气（脏腑之气、卫气等）。物质之气和功能之气及其升降出入运动是生命存在的特征和根本。而生命的固有特征是物质代谢及其能量转换。正气虚弱者常表现有全身性的气血脏腑功能虚损和失调，物质代谢缺乏生机甚或失常。患肿瘤虚证者核酸和蛋白质合成代谢异常降低，血浆总蛋白质水平、酸刺激后唾液淀粉酶活性、胃黏膜主细胞分泌胃蛋白酶的能力以及胰脏分泌消化酶的能力都下降，表明肿瘤患者（晚期）蛋白质生物合成能力降低，生命活动处于低水平，而外在表现为恶病质，严重消瘦。可见癌症患者有广泛的物质代谢紊乱或异常，属整体水平的阴阳失调而不仅仅是某种或某几种活性物质变异。扶气可通畅气机，协调物质代谢，增强体质，增强抗病力。《金匮要略》说："若五脏元真通畅，人即安如。"

（3）增强抗损伤能力修复形质损伤：癌症致病因子在一定条件下作用于机体，可引起一定程度的形质损伤、组织结构的损伤、功能的障碍、代谢的紊乱以及精血津液与精微物质的缺损。同时，机体也必然产生抗损伤反应，自我保护。损伤与抗损伤双方力量的对比决定着肿瘤疾病发展的方向

90

和结局。扶正可增强抵御致癌因子和抗损伤能力，抑制癌细胞能力，加强对形质损伤修复，使肿瘤疾病向减轻和痊愈的方向发展。

人体在内外环境因素作用下，也经常地发生形质损伤，而人体也本能地、自主地、及时地进行修复以维持局部的、整体的阴阳动态平衡而免于疾病。若正气虚弱，则对形质损伤的修复能力减弱。从分子水平衡量，对生命危害性最大的损伤是基因突变。基因突变除了内在的自发的突变，还有受外环境条件影响的突变。电离辐射破坏 DNA 的正常结构，破坏参与核酸合成的供能机构，使有丝分裂细胞的DNA 合成受抑，大量紫外线照射可使DNA 分子中一条链上相邻碱基以共价键相接而形成碱基二聚体，破坏了 DNA 双螺旋结构。有些嘌呤、嘧啶类似物、烷化剂、抗生素等"以假乱真"掺入 DNA 分子或使 DNA 链上的碱基脱落，或使链断裂以致干扰 DNA 复制，造成细胞损伤直至死亡。扶正是防治肿瘤重要之法。

自由基具有强烈的氧化作用可使形质损伤，脂类尤其是磷脂，含多不饱和脂肪酸，极易被氧化，使脂质发生过氧化作用而形成脂性自由基，产生过氧化脂质。由于磷脂是生物膜的基本结构物质，又是某些生物活性物质生物合成的前体，因此，过氧化脂质在体内的产生和积累，将削弱或破坏生物膜的正常功能，影响某些活性成分的代谢，促发细胞变异或死亡，促发肿瘤疾病。人体细胞也有先天禀赋的抗氧化的保护系统，可以消除自由基，中断或终止自由基的氧化反应，抑制脂质过氧化，避免过氧化脂质对人体的损伤，肿瘤虚证患者自由基含量明显升高，过氧化脂质含量增多，而清除自由基的超氧化物歧化酶（SOD）活性则明显下降。扶正，可以从外界供给抗氧化剂，以抵抗自由基引起的形质损伤和对形质损伤的修复。

此外，人体来自内外的有毒物质或废物要经肝脏解毒排出体外，正气虚弱或在病理状态，机体解毒功能降低，致使毒物或废物积累而使形质损伤，扶正治疗可增加解毒功能以消除毒物和废物。

（4）健运脾气补充营养精微物质："脾为后天之本"《黄帝内经素问·五脏别论》说："胃者，水谷之海，六府之大原也。"正气强盛有赖于丰富的营养成分，正邪抗争要消耗阴精也需补充水谷精微，形质损伤的修复更要足够的物质，而癌症病变耗伤更需要大量补充营养物质。所以在肿瘤疾病过程，尤其在正气亏损时，要注意扶正，健运脾气，促使精气来复，补充阴精，补充必要的精微营养物质尤其是人体不能自行合成或合成太少而不足所需的必需氨基酸，必需脂肪酸之类。中医十分强调："有胃则生，无胃则死。"许多扶正补气血药物除了药理作用还有补充营养成分的作用。

2. 祛邪　祛邪是治疗疾病的首要目的和最终目标。祛邪要将邪气包括肿瘤细胞的伏邪从体内驱逐出去或消除之，要消除病因病机和临床症状，要结束病理状态并完全恢复健康。

肿瘤疾病由于邪气内伏而产生肿块，并导致一系列病理变化，于是出现临床各种症状。祛邪是治疗肿瘤主要治则，"实则泻之"。根据病邪的性质、病邪的部位，选择不同祛邪的方法。《黄帝内经素问·至真要大论》载："客者除之、坚者削之、结者散之、留者攻之、逸者行之"。邪祛则正安，及时有效驱除病邪，减轻对机体耗损，特别是肿瘤早期邪盛正未虚更应祛除邪气。

五、调整阴阳

调整阴阳是针对阴阳失调的病理变化而提出的治疗原则。所谓阴阳失调，是指疾病发生发展过程中，由于各种致病因素作用于机体，致使机体阴阳失去相对平衡，从而形成阴阳偏胜偏衰的病理状态；同时，阴阳失调又是指脏与腑（脏属阴，腑属阳）、经与络（经为阴、络为阳）、气与血（气属阳、血属阴）、营与卫（营属阴、卫属阳）等相互关系的失调，以及表里出入，上下升降气机失常的概括。而针对疾病阴阳失调的基本病变规律，采用调整阴阳的偏盛、偏衰，恢复其正常的、相对的动态平衡的治疗原则，即称调整阴阳平衡。

疾病的发生、发展和变化，从根本上而言，是阴阳相对平衡遭到破坏，出现偏胜偏衰的结果。《黄帝内经素问·生气通天论》指出："阴平阳秘，精神乃治；阴阳离决，精气乃绝。"对于阴阳失调的病理变化，《黄帝内经素问·至真要大论》指出应"谨察阴阳所在而调之，以平为期，"因此，调整阴阳，补偏救弊，恢复阴阳的相对平衡，促进机体阴平阳秘，乃是临床治疗的根本原则之一。

1. 阴阳偏盛——损其有余　即阴邪（如寒、痰、湿、瘀之邪）或阳邪（如火、热、毒、燥诸邪）过盛的病证，临床应采取"损其有余"的方法治之，以恢复阴阳平衡。

（1）阳偏胜，清泄阳热：阳偏胜，是指在疾病过程中，阳一方的量相对亢盛，而呈现阳气偏重，功能亢奋，热量过剩的病理状态。形成阳胜的主要原因，多由于感受温热之邪，或其他外邪从阳化热，也可由于情志内伤，引起气机郁滞化热化火，或瘀血、食积等郁而化热所致。阳盛的病理特点，多表现为阳热虽盛但阴液未虚的实热病变。则应"治热以寒""热者寒之"，以清泄有余之阳热。

（2）阴偏胜，温散阴寒：阴偏胜，是指在疾病过程中，阴一方的量相对壅盛，而呈现阴寒偏重，功能障碍，产热不足的病理状态。形成阴胜的主要原因，多发生在阳虚的基础上，感受阴寒、湿邪，也可由于病理性代谢障碍，导致浊阴潴留的病变。则应"治寒以热""寒者热之。"以温散有余之阴寒。

2. 阴阳偏衰——补其不足　对于阴精（物质）或阳气（功能）虚损不足的病证，应采取"补其不足"的方法治之，以恢复阴阳平衡。《黄帝内经素问·至真要大论》指出："诸寒之而热者取之阴，热之而寒者取之阳，所谓求其属也。"

（1）阳偏衰，温补阳气：阳偏衰，是指机体呈现功能减退，代谢活动减弱，热量不足的病理状态。形成阳虚的主要原因，多由于先天禀赋不足，或后天饮食失养，或劳倦内伤，或久病，攻伐太过损伤阳气所致。阳虚的病理特点，多表现为阳气不足，不能制阴，阴相对亢盛的虚寒病变。治疗应针对不同脏腑的阳虚而补阳以制阴，即前人所谓"阴病治阳"，"益火之源，以消阴翳"。

（2）阴偏衰，滋补阴精：阴偏衰，是指机体阴的一方量绝对低于正常水平，而表现精血津液不足，或导致虚阳偏亢，呈现功能虚性亢奋的病理状态。形成阴虚的主要原因，多由于邪热伤阴，或五志过极化火伤阴，或精血流失过多，或久病耗伤阴液等所致。阴虚的病理特点主要表现为阴精亏损，不能敛阳，阳相对亢盛的虚热病变。治当针对不同脏腑的阴虚而滋阴以制阳，即前人所谓"阳病治阴""壮水之主，以制阳光"。

3. 阴阳互损——调补阴阳气血　阴阳是在阴阳失调过程中，阴阳双方相互削弱，以致二者的数量低于正常水平的病理。阴和阳是互根互用的，当疾病发展到一定程度时，若阴虚进一步发展而累及阳亦虚者，则称为"阴损及阳"；若因阳虚进一步发展而累及阴亦虚者，则称为"阳损及阴"。由阴损导致阳虚的，则阴虚为因，阳虚为果；由阳损导致阴虚的，则阳虚为因，阴虚为果，所以，阴和阳之间的互损，存在着因果的病理关系。认识和掌握此种关系，对于指导辨证治疗，调理阴阳有重要意义，治疗时则应阴阳双补。如调补阴阳、调治气血、调和营卫。

阴阳是互根互用的，阴虚或阳虚可致互损，因此，中医学在调整阴阳偏衰的病证时，还十分强调"阳中求阴"和"阴中求阳"。阳中求阴，即补阴时适当配以补阳药，通过补阳来促进阴精的化生，阴中求阳，即补阳时适当配以补阴药，通过补阴来为阳气的生化补充物质基础。

4. 阴阳极变——回阳救阴 阴阳极变，包括"格拒"和"转化"之变，是阴阳失调中比较特殊的两类表现形式，所谓阴阳格拒，即指阴或阳的任何一方充盛至极时，可将另一方排斥于外；所谓阴阳转化，是指阴性或阳性的病证在发展过程中，在一定条件下，可向其相反性质的一方转化。在这样严重阴阳失调变化，必须掌握病变表现的实质，采用回阳救阴，恢复阴阳平衡。

（1）阴盛格阳：是指阴寒之邪壅盛于内，使阳气不得内入而浮越于外的一种病理状态。多发生于疾病中阴阳之气不能顺接的严重阶段。其病理本质是阳气本虚而阴寒内聚，故见四肢厥冷，下利清谷，小便清长等阴寒之症；因其阳气被拒之外，故反见身热，面赤等似热非热之象。此假象形成的主要机制是由阴寒盛极，虚衰的阳气不能制约对方，反而受阴寒排斥所致，为真寒假热证。治以回阳救逆法。

（2）阳盛格阴：指邪热内盛，阴气不得相入而被拒之于外的一种病理状态。多见于热性病发展至极期阶段。由于疾病的本质是热盛于里，故见烦渴饮冷，大便燥结，小便短赤等里热盛实之症；因其阴气不能涵敛其阳，反受阳热的排斥，故见手足清冷，脉沉等似寒非寒之象，为真热假寒证。治以泻热以除阳盛格阴之热。

5. 阴阳亡失——急救阴阳 阴阳亡失，是指机体的阴精或阳气的消亡，导致双方失去互相维系和依存的作用，从而发展成阴阳离决的垂危状态。阴精和阳气是人体生命活动的根本物质，是相互依存、相互滋生的对立统一体。当疾病发展至严重程度时，不是消耗阴精而亏竭，就是劫夺阳气而衰脱。所以，阴阳亡失，治疗上急救阴阳气血，回复阴阳充盛和平衡。

六、因人因时因地制宜

因人因时因地制宜，简称"三因"制宜。它强调对任何疾病均应根据不同的季节、不同的地理环境以及不同的年龄、性别、体质、职业等而考虑采取相适宜的方法来治疗。由于疾病的发生、发展与转归，常受多方面因素的影响，如时令、气候、地理环境的差异，尤其是患者个体体质因素的影响更大，因此，治疗疾病时必须把诸方面的因素考虑进去，对具体情况具体分析，区别对待。并制订出相应的治疗方法以治之。"三因"制宜，在中医肿瘤的防治中有十分重要的意义。

1. 因人制宜 根据患者年龄、性别、体质、生活习惯、职业、性格不同的特点，来考虑治疗用药的原则，即所谓"因人制宜"。

（1）因年龄制宜：人在生、长、壮、老的不同阶段，其形质气血各有特点，其病理反映自然也各有不同。刘完素曾指出："六岁至十六岁者和气如春，日渐滋长。二十岁至五十岁者和气如夏，精神鼎盛，五十岁至七十岁和气如秋，精耗血衰，七十岁至百岁者和气如冬，五脏空洞，犹蜕之蝉，精神浮荡，筋骨松弛。"因此，治疗用药也有区别。老年人脏腑衰惫，生机减退，气血亏虚，脏器实质细胞数减少，细胞体积萎缩以致组织器官体积变小，重量减轻，生物膜和亚细胞形态及成分都发生变异，蛋白质合成能力下降，清蛋白减少以致药物在血液中清蛋白结合而运输的量减少，并且药物在胃肠道吸收、在肝脏的代谢转化与在肾脏排泄等都异常于成年人，患病多虚证，或虚实夹杂，治疗虚证宜补，有实邪的攻邪要慎重，用药最应比青壮年轻。小儿生机旺盛，但气血未充，脏腑娇嫩，代谢不够健全。易寒易热，易惊易积，易虚易实，病情变化较快，对中枢抑制药、水盐代谢及酸碱平衡药十分敏感，故治小儿病，忌投峻攻，少用补益，用药量宜轻。

（2）因性别制宜：男女性别不同，生理特点有异，治疗用药时应结合性别而区别对待。生理上，男子以精为主，女子以血为主，有经、带、胎、产的特点。女子以肝为先天，肝气易郁易结，肝血易虚易滞，治疗诸病时应注意疏肝理气或养血行血。

由于男、女生理特点的不同，导致两性对不同病因的易感性及疾病类型的倾向性上不同，在肿瘤的患者也出现性别不同的特殊疾病。如女性特有的肿瘤有子宫肿瘤、女阴肿瘤、阴道癌、输卵管癌、滋养叶细胞癌、卵巢肿瘤等；男性特有的肿瘤有前列腺癌、睾丸肿瘤等。其治疗仍应以辨证论治为主，而结合性别差异的不同生理病理特点配合辨病治疗亦属重要。

（3）因体质制宜：体质有强弱与阴阳寒热之偏。人的体质是决定疾病发生、发展和其转归的重要因素，有时则是决定性的因素。某些肿瘤形成与遗传有关；某些肿瘤产生与家族有关。不同体质的人有着形态的、功能的和代谢的差异，这些差异既有先天禀赋又有后天获得，从免疫学研究表明，不同个体的免疫球蛋白有明显差异，不同体质的人反映出不同的性格特征，人群中各性格特征的人，其血糖、血胆固醇水平也有一定差异。可见体质对肿瘤疾病有因和果的影响，《医宗金鉴》说："人感受邪气虽一，因其形藏不同，或从寒化，或从热化，或从虚化，或从实化，故多端不齐也。"不同肿瘤的不同证型的表现，正反映了其不同的个体体质，对临床辨证用药意义重大。

（4）因营养与嗜好制宜：日常饮食习惯、营养状况以及嗜好，都能明显地影响体质、影响健康水平和疾病的发生发展。食物同中药一样也有四气五味，日常饮食不能有所偏。《黄帝内经素问·生气通天论》指出："谨和五味，骨正筋柔，气血以流，腠理以密，如是则骨气以精，谨道如法，长有天命"，若偏食则有所伤，"五味入于口也，各有所走，各有所病。酸走筋，多食之令人癃；咸走血，多食之令人渴；辛走气，多食之令人洞心；苦走骨，多食之令人变呕；甘走肉，多食之令人悗心。"

烟酒嗜好对生理的病理的也有一定影响，吸烟使心血管功能障碍，易患癌病。嗜好高粱厚味，易患肿瘤。烟雾损伤气管膜上皮，破坏细胞分泌与净化功能，抑制细胞纤毛运动，降低防御功能而易发支气管炎并引起气管黏膜的杯状细胞分泌增加易致支气管痉挛、阻塞通气，易致炎症，或病变为肿瘤。可见临证能注意嗜好对生理病理的影响，有利于制订安全而有效的治疗方法。

（5）因情志制宜：不同的精神状况和情绪，会引起不同的病理改变，出现不同的疾病。治疗时要注意照顾精神情绪特点，或针对情志病因治疗。如情绪抑郁者易患乳腺肿瘤，治宜疏肝解郁；心神不宁的人易患失眠，治宜安神定志；思虑过度的人损伤心脾，易患胃癌，治宜补益心脾；惊恐过度的人易损伤心肾，治宜补益心肾，某些患肿瘤的患者，当得知患上癌症时心理压力大，表现出情绪变化，从而导致疾病恶化。这时候，除了药物疗法以外，更为重要的是，要通过医生的心理疗法，循循善诱，消除不良的精神因素和环境因素对患者的刺激和影响，才能提高疗效。

2. 因时制宜 "人与天地相参，与日月相应"，时令变化对人体生理、病理都有明显的影响，这种影响表现为整体的或局部的应年、应月和应日等变化周期的时间节律。因时制宜的治疗法则是临证掌握人体生理的、病理的时间节律，制订出治疗措施。

（1）年节律：自然界气象、物候等变化周期有明显的年节律。与之相应，人体的生理和病理也有年节律。如阴阳盛衰的年节律是"春夏则阳气多而阴气少，秋冬则阴气盛而阳气衰。"血清甲状腺素和胆固醇水平是夏低冬高，血清 25-羟维生素 D_3 水平在 6～8 月阳光照射充足时最高。糖原含量秋天高于春天。病理的节律也与之相应，发病的年节律表现有明显的季节多发病或时令流行病。《黄帝内经素问·咳论》所谓："五脏各以其时受病"。可见治疗大法必须掌握生理、病理和年节律，制订不同的原则和方法。《黄帝内经素问·四气调神大论》指出："夫四时阴阳者，万物之根本也。所以圣人春夏养阳，秋冬养阴，以治其根，故与万物沉浮于生长之门。"根据五脏所主五时的关系，《黄帝内经素问·痿论》在治痿时要求："各补其荥而通其俞，调其虚实，和其逆顺，筋脉骨肉，各以其时受月，则病已矣。"即分别以各脏所主季节进行针刺治疗。

（2）月节律：人体的气血随着月亮的盈亏有盛衰的变化，临床上可以根据月亮的盈亏施以补泻。早就知道，妇女月经周期也伴随有性激素分泌的周期节律性。妇女基础体温也随月经周期中孕激素浓度的变化而有节律性变化。《黄帝内经素问·八正神明论》提出："月生无泻，月满无补，月郭空无治。是谓得时而调之"。否则"月生而泻，是谓脏虚；月满而补，气血扬溢，络有留血，命曰重实；月郭空而治，是谓乱经。阴阳相错，真邪不别，沉以留止，外虚内乱，淫邪乃起"。特别是治疗妇女的肿瘤更有意义。

（3）日节律：人体阴阳盛衰消长有明显的昼夜节律。《黄帝内经素问·生气通天论》载："故阳气者，一日而主外，平旦人气生，日中而阳气隆，日西而阳气已虚，阳气乃闭。"资料表明，人体的呼吸，循环、器官功能、精力、血液中的白细胞和抗体水平、肾脏排泄功能都是白天高于夜晚，肝糖原含量午夜最高而后下降，至早晨最低。肝脂肪含量的变化则相反。《灵枢·顺气一日分为四时》指出："夫百病者，多旦慧，昼安，夕加，夜甚。"时间性治疗方法着眼于药物对人体自身节律的影响，通过在最佳时段给予抗癌药物，以达到抑制药物引起的严重副作用，提高治疗效果的目的。癌症的"时间性治疗"把最佳给药时间从白天改为夜间。若能掌握选时择日规律用药，对于某些疾病能取到事半功倍之效。如消炎痛的效果以早晨 8 时给药最好。糖尿患者宜早晨 4～6 时使用胰岛素。心力衰竭患者宜夜晚服用毒毛旋花子苷等。

3. 因地制宜　不同地区由于土壤，地势、气候以及人们赖以生存的饮食物的差异，对人体的生理、病理产生影响，所以在制订治疗措施时，"因地制宜"是十分必要的。地理对发病的影响，据世界卫生组织估计，现有癌症80％和环境有关，环境因素又可概括于物理刺激、化学致癌物质、生物因素和水土气候。癌症的地区性是十分明显的。食管癌多发于华北、西北尤其是太行山南段，这些地区的水土、植物、饮食中富含亚硝胺化合物。胃癌多发于东北、华北和西北，这些地区的水质富含盐、硫酸、盐酸，土壤富含锌、铬而低镍。肝癌多发于东南沿海，这些地区水质富含铜、锌、镍、钴和硝酸盐及亚硝酸盐，土壤富含铜、锌、锰、钴、镍，粮食中含铜、锌高而钼低，并多有黄曲霉毒素污染。肺癌多发于城市、工业区，这些地区的空气污染严重。地理环境的不同，其气候条件，居民生活习惯也就不同，因而人体生理功能和病理反应也必然随之而异，治病时，必须全面考虑这些因素，采用不同的治疗。而肿瘤和这种"因地"的不同而高发的现象，对于"因地制宜"这种治则的运用就显得更为重要了。

如我国西北高原地区，气候寒冷，干燥少雨，其民多依山陵而居，经常处在风寒之环境中，多食鲜美酥酪骨肉和牛羊乳汁，体质大多强壮，患病每易出现寒证、燥证、内热证。临床治疗时，应经常联系这些发病特点而采取相适应的方法治之。东南地区，临海傍水，平原沼泽较多，地势低洼，气候温热多雨，湿热熏蒸，故东南方患病者，每易出现外感温热、暑热、湿热之证，治病时亦应考虑这些发病特点而兼治之。《黄帝内经素问·五常政大论》说："西北之气，散而寒之；东南之气，收而温之。所谓同病异治。"

第二节　常用治法

在中医辨证论治体系中，治法从属于治则，其内容十分丰富，一般概括以汗、吐、下，和、温、清、消、补等八法论之。在扶正祛邪、调整阴阳、三因制宜，以及标本缓急等治疗原则的指导下，有关肿瘤的中医常用治法不断丰富和充实，随着中西医结合的进一步发展，用实验手段对中医治法治则进行研究，阐明了中医某些治疗法则的作用原理，揭示了中医中药抗癌抑癌的机制，为中医药防治肿瘤提供了佐证，也为肿瘤的中西医结合研究和用现代科学方法研究中医治疗法则开拓了新的途径。中医防治肿瘤的常用治法可大致分为扶正培本与攻邪抑瘤两大类：前者主要有益气健脾、补血养血、补肾益精、养阴润燥等治法；后者主要有理气活血、清热解毒、软坚散结、化痰祛湿、以毒攻毒等法。肿瘤为病较复杂，属多系统、多组织器官受累，寒热交错，虚实夹杂，因而以上诸法又常配合使用，而且常以扶正为基础，扶正攻邪为肿瘤防治中常用配伍法。

一、扶正培本类

扶助正气，培益本源。在肿瘤患者中，绝大多数患者属本虚标实之候，故治之大法，当以扶正培本、抗癌祛邪为务，扶正与祛邪又当依证辨证应用。一般而言，肿瘤早期尚小，机体正气尚盛，多属正盛邪轻之候，治当以攻为主，或兼以扶正，或先攻后补，即祛邪以扶正之法；肿瘤中期正气多已受损，但正气尚能与邪气抗争时，治当攻补兼施；肿瘤晚期多正气衰弱，正虚邪盛，气阴亏损，治当以扶正为主，或兼以去驱邪，或先补后攻，即扶正以祛邪。

扶正培本类治法，包括益气健脾、补血养血、补肾益精、养阴润燥等治法，目的皆在于增强机体抗病、防病及自身修复能力。扶正类治法亦即补法，相当于现代的支持疗法的一部分。常用中草药有：①益气健脾：黄芪、党参、人参、黄精、白术、淮山药、甘草等；②补血养血：鸡血藤、当归、熟地、白芍、紫河车、桂圆肉、阿胶等；③补肾益精：附子、肉桂、鹿茸、淫羊藿、补骨脂、菟丝子、锁阳、肉苁蓉、巴戟天等；④养阴润燥：天门冬、麦门冬、沙参、生地、龟板、鳖甲、天花粉、知母、旱莲草、女贞子等。

扶正培本类治法对肿瘤的作用是多方面的，概括起来包括：①提高临床疗效，延长生存期；②减轻放疗及化疗的毒副作用；③提高手术效果；④治疗癌前病变；⑤抑癌抗癌作用；⑥提高机体免疫力；⑦促进骨髓造血干细胞的增殖等。有关扶正培本的作用机制，近几年来的研究取得了一定成果，其实验研究包括：扶正培本方药促进免疫作用、改善骨髓造血功能、提高内分泌体液的调节功能、调节细胞内环磷酸腺苷 cAMP/cGMP 的比值、抑制肿瘤的浸润和转移，以及提高机体物质代谢等方面。

　　许多补益类药物对免疫功能有积极的影响，如灵芝、蜂王浆、何首乌、黄芪、补骨脂等可增加脾重，提高吞噬细胞及其吞噬功能，人参提高网状内皮系统吞噬指数，扁豆、党参、生地、鹿茸、紫河车等提高 T 细胞数并使和 B 细胞相协调，减少自身抗体。人参、肉桂、菟丝子等促进抗体形成，玄参、天冬、北沙参等延长抗体生存时间，扶正培本中药对化疗药物增效解毒作用机制主要是通过调节机体免疫功能、提高机体各种抗癌因子活性等来实现的，主要包括提高巨噬细胞的吞噬功能、激活淋巴细胞活性、提高 NK 细胞活性等。扶正培本法在肿瘤防治中应用最为广泛，而且收效较佳。

　　扶正培本类治法，可贯穿于肿瘤的全程防治中。临证运用时首先当辨清阴阳气血盛衰，然后辨别五脏虚损及脏腑间相互关系，采用五脏分补。扶正培本类治法不是一般的支持疗法，而在于增强人体正气的抗病能力，扶正培本类治法的正确使用，要以辨证为依据，重点在健脾益肾，要选择适宜的补益法，还要根据患者年龄、性别、体质等情况因人而异，要考虑补益药的药性偏颇，补气补阳不能过于温燥而损伤阴津，补阴养血勿过于滋腻而碍胃。除了补益药物外，还应结合食补，如放疗或化疗后，以甘蔗汁、蜂蜜、茅根汁、梨汁等甘寒生津；化疗期间出现骨髓抑制，补充含铁丰富的食物，如菠菜、动物肝、薏仁粥、芡实粥等，皆属扶正培本类治法。

　　健脾益肾法是近 20 多年来肿瘤防治领域最为常用的扶正培本类治法之一，系健脾法与补肾法的有机结合。肾藏精，乃人体先天之本，脾主运化，乃人体后天之本，先后天相互促进、滋养、补充。肿瘤发病是一渐进过程，日久多有脾肾受损，补益脾肾，扶助正气，有利于正气的恢复和抗邪，又有利于放疗、化疗及手术治疗，提高机体的抗病力和适应能力，故健脾益肾法成为防治肿瘤的常用方法之一。健脾益肾法其作用机制包括抗癌抑癌作用，提高机体免疫力，减轻放疗、化疗毒副作用等。健脾药可减轻化疗药的消化道毒副作用，疗效较为肯定。由于化疗期间患者出现呕吐、泄泻、不欲食等，脾肾俱伤，当务之急应是健脾益肾。健脾药对肿瘤成因的两个关键步骤——起始与启动具有明显的影响，使之发生阻断，防止肿瘤的发生。某些健脾药在整体水平可减少消化道恶性肿瘤的肺转移，某些健脾药还具有反突变和反启动的作用。健脾益肾药对骨髓干细胞有促进作用，除能减轻化疗药物毒副作用，明显升高外周白细胞外，还有抑癌抗转移和对放化疗的增效作用，有降低化疗药物对造血功能的抑制作用，改善机体免疫能力，提高 NK 细胞活力等作用，在具体应用中，健脾包括了益气健脾、健脾和胃、健脾化湿等法，而且常寓调于健中，脾主运化乃后天之本，脾失健运可生湿生痰，肿瘤患者中常有脾虚征象，四君子汤为最常用的代表方药。益肾包括了滋养肾阴、温阳固肾等法。肾为先天之本，人体的功能活动有赖于肾气推动，肿瘤患者在晚期阶段常可见肾之阴阳亏虚，因而必要的益肾药常被佐以用之，提高机体抗病能力，六味地黄丸和肾气丸或十全大补汤为其常用代表方。常用的健脾药物有：人参、党参、白术、茯苓、黄芪、山药、薏苡仁、甘草等；常用的益肾药有：附子、肉桂、苁蓉、锁阳、淫羊藿、巴戟肉及枸杞子、女贞子、首乌、黄精、紫河车、山茱萸等。

　　养阴清热法亦为肿瘤临床最常用治法之一。热毒乃肿瘤致病原因之一，日久则耗伤阴津，另外，肿瘤的发展之并发症，如高热等，又易损伤阴液，故阴虚内热为肿瘤常见病理变化，肿瘤病变多见虚实夹杂，正虚邪恋。尤其在肺癌、肝癌、肾癌、食管癌、鼻咽癌等肿瘤中应用更为广泛。养阴清热治疗肿瘤的作用机制是多方面的，临床及实验结果表明，六味地黄丸能提高机体体液和细胞免疫作用，辅助治疗小细胞肺癌有良效。中医研究院中药研究所在食管癌高发区运用六味地黄丸治疗食管上皮重度增生，取得85％好转率，说明六味地黄丸能治疗癌前病变。玄参、麦冬、沙参，有延长抗体存在时间的作用，含有生物活性多糖体，对小鼠肉瘤180有显著的抑制作用，龟甲、鳖甲还能调节激素、酶系统和改善机体代谢的作用。总之，养阴清热防治肿瘤的作用主要在于：增加胃液，润泽肠道；有抑癌抗癌作用，减轻放化疗毒副作用，治疗癌前病变，提高机体免疫力等。养阴清热法既可应用于肿瘤的某一阶段，也可用于全程治疗，还可应用于肿瘤的并发症，此法可归于培本扶正法范畴，临床应用较为灵活，多于益气，养血、软坚、解毒等诸法联用，对证属阴津亏耗之肿瘤多有效验。常用的养阴清热药物有：生地、麦冬、天冬、沙参、石斛、玄参、龟甲，鳖甲、玉竹、百合、黄精、天花粉、知母、女贞子、旱莲草、丹皮等。

二、攻邪抑瘤类

（1）理气活血法：肿瘤的发病原因多与气滞和血瘀相关，《医宗金鉴》曰："乳癌由肝脾两伤、气郁凝结而成"。《丹溪心法》亦云："厥阴之气不行，故窍不得通而不得出，以生乳癌"。气机不畅，则津、液，血运行代谢障碍，积而成块以生肿瘤，故此法在肿瘤防治中较为重要。肿瘤多有形，历代医家多认为癥瘕、石瘕、痞癖及肚腹结块等皆与瘀血相关，《医林改错》曰："肚腹结块，必有形之血"。现代医学认为，某些肿瘤的形成与局部外伤瘀血有关，如成副肉瘤多有外伤史，多产妇宫颈撕裂伤，易患宫颈癌等，癌细胞周围有大量纤维蛋白的堆聚和血小板的凝集，这与瘀血理论相符合，故肿瘤之实质多有血瘀，常见有肿块、刺痛、唇舌青紫、舌下静脉曲张、肌肤甲错、脉涩等瘀血见症，故活血化瘀法为肿瘤防治的重要大法之一。

常用的理气药有：八月札、柴胡、木香、陈皮、青皮、枳壳、枳实、砂仁、玫瑰花、沉香、厚朴、川楝子、延胡、降香、丁香等。常用的活血化瘀药物有：丹参、五灵脂、王不留行、桃仁、红花、赤芍、三棱、莪术、乳香、没药、蒲黄、水蛭、穿山甲、土鳖、归尾、泽兰、全蝎、血竭等。

理气，《黄帝内经素问·至真要大论》指出："逸者行之"，调理气机，具有理气止痛作用。现代药理研究，理气药可以抑制平滑肌的运动，故能行气止痛；理气和胃，枳实、厚朴能使胃肠运动收缩节律增强而有力，有利于肠内气体及粪便排出而降气通便；使脏腑功能协调，理畅气机，代谢正常，保持机体气机的调畅，有利于血液、津液的运行和脏腑组织功能正常。

活血，《黄帝内经素问·阴阳应象大论》指出："血实宜决之"，是为血瘀证或挟瘀证的一种治疗方法，加速血液循环，去除血瘀，消散肿物。有关活血化瘀法及药物的实验研究开展较多，活血化瘀药物抗肿瘤的作用可概括为：①活血化瘀能增强手术、放疗、化疗和免疫治疗的疗效：活血化瘀药物主要是改善微循环，促进炎症吸收，从而减轻病理损害，促进增生或变性的结缔组织复原。肿瘤术后在扶正基础上配合活血化瘀治疗，可促进创口提前愈合，减少手术后遗症，降低手术过程中瘤细胞转移和种植的机会。放疗同时配合活血化瘀可改善癌瘤周围组织及瘤体的微循环，增加瘤体的血液灌注量，改善癌细胞的缺氧状况，从而提高放疗的效果。化疗和免疫治疗同时配合活血化瘀，有利于抗癌药物、免疫制剂及机体淋巴细胞充分作用于瘤细胞，从而提高疗效。②调整机体的免疫功能：活血化瘀药物对机体免疫功能有双向调节作用，既有免疫抑制作用，又有免疫增强作用，活血化瘀药为主的方剂能显著增强实验动物巨噬细胞百分率，如当归补血汤等可增强网状内皮系统的吞噬作用和非特异免疫功能。③调节神经和内分泌功能：活血化瘀药对中枢神经系统有调节作用，可恢复内环境平衡，有助于对肿瘤的抑制，又能调整体内内分泌的功能，可使尿 17-酮及游离皮质素明显提高。④预防放射性纤维化，减少不良反应：通过活血化瘀药对前列腺素的影响的观察，表明活血化瘀药通过 PG 和拮抗作用而发挥其抗炎效应，从而抑制结缔组织增生，包括胶原纤维的生成合成。活血化瘀药用于大鼠肺纤维模型，有改善血液循环、抗血管痉挛、保持微循环通畅、抑制结缔组织细胞增殖，因而抑制胶原纤维的形成。活血化瘀药能预防放射性的纤维化，因而在放疗的同时辅以活血化瘀治疗可以减少不良反应。⑤杀灭肿瘤细胞：据动物实验筛选及临床实践，活血化瘀药物中具有灭癌和抑癌作用的药物有：三棱、莪术、三七、川芎、当归、丹参、赤芍、红花、元胡、乳香、没药、穿山甲、大黄、全蝎、五灵脂、归尾、喜树、降香等。⑥对抗肿瘤细胞引起的血小板聚集及瘤栓的形成：如桂枝、丹皮、赤芍、桃仁、红花等体外均有较强的抑制血小板聚集作用，减于血栓对瘤细胞的保护，有利于免疫系统对瘤细胞的清除。⑦其他：降低血小板黏附聚集，降低纤维蛋白含量，促进纤维蛋白的溶解，增加血流量，改善血液循环及机体的高凝状态，使肿瘤细胞处于抗癌药及机体免疫功能控制下。

（2）清热解毒法：恶性肿瘤，特别是中晚期患者常有发热、肿块增大、局部灼热、疼痛、口渴、便秘、舌红苔黄、脉数等症，皆属邪热瘀毒之候，治之当以清热解毒之法。清热解毒药能控制和消除肿瘤及其周围的炎症和水肿，在其某阶段起到一定程度的控制肿瘤发展的作用。同时，清热解毒药又具有较强的抗癌活性，清热解毒法为肿瘤防治常用的治法之一。

常用的清热解毒药物有：白花蛇舌草、蒲公英、败酱草、土茯苓、野菊花、连翘、金银花、板蓝根、半枝莲、半边莲、天葵子、七叶一枝花、苦参、黄芩、黄柏、山豆根、紫草根、野菊花根、水杨梅根等。

有关清热解毒药抗肿瘤的药理研究报道较多，其作用概括起来包括以下诸方面：①直接抑制肿瘤的作用：抗癌活性筛选，清热解毒药的抗癌活性最强，如白花蛇舌草、山豆根、半枝莲、穿心莲、等均有不同程度的抑瘤作用。②调节机体免疫功能：许多清热解毒药物如白花蛇舌草，山豆根、穿心莲、黄连等能促进淋巴细胞转化，激发和增强淋巴细胞的细胞毒作用，增强或调整巨噬细胞吞噬作用，提高骨髓造血功能。③抗炎排毒作用：清热解毒药如白头翁、鱼腥草、黄连、穿心莲、大青叶等均有一定的抑菌杀菌作用，并能对抗多种微生物毒素及其他毒素，抑制炎性渗出或抑制炎性增生，从而控制或清除肿块及其周围的炎症和水肿，缓解症状。④调节内分泌功能：清热解毒药如白花蛇舌草、山豆根等能增强肾上腺皮质的功能，影响肿瘤的发生和发展。⑤阻断致癌和反突变作用：某些清热解毒药具有对诱发小鼠胃鳞上皮癌前病变及癌变有抑制作用。红藤、野葡萄根、漏芦等能阻断细胞在致癌物质作用下突变。

在肿瘤的防治中，以辨证论治最为重要，不可中西医对号入座。虽清热解毒法为肿瘤的常用治法，但属于攻邪治法及范围，应用于实热证或有邪实的病变，临证时还当辨清正邪之盛衰慎而投之。

（3）软坚散结法：软坚，指使肿块从坚硬变为柔软；散结，指消散结聚的肿物。是治疗肿瘤的常用治法，《黄帝内经素问·至真要大沦》曰："坚者削之"，"结者散之"，肿瘤又名石瘕、石疽、乳岩、石瘿、肾岩、石疔等，多有形之肿块，坚硬而实。治疗除当据症分别予以扶正培本、理气活血、清热解毒、滋阴清热、健脾益肾、化痰祛湿外，还应兼以软坚散结以图其标，消除肿块。一般而言，软坚散结法虽较少单独用治于肿瘤，但在肿瘤的全程治疗中，却常常不乏软坚散结之品，软坚散结，消除肿物这是治疗目的。

常用的软坚散结药物有：鳖甲、莪术、海藻、八月札、瓜蒌、地龙、牡蛎、土鳖、昆布等。

病理学及超微结构观察表明，散结药对肝癌细胞具有较强的杀伤破坏作用，直接作用于肝癌细胞膜系结构，使细胞膜溶解破碎，粗面内质网扩张，线粒体肿胀，空泡化，使肝癌细胞整体崩解碎裂。僵蚕对 S180 有抑制作用，并可在体外抑制人体肝癌细胞；牡蛎及海藻提取物对肿瘤细胞有抑制作用；土鳖对抑制人肝癌、胃癌，急性淋巴细胞性白血病细胞有效，用于肿块、结节的治疗，如痰核（囊肿、结节性红斑、疣等）癥瘕（肝脾大、腹部肿块等）、瘰疬（淋巴结肿大）、瘿瘤（甲状腺肿）以及肿瘤等病证。

（4）化痰祛湿法：肿瘤之成因除了气滞和血瘀两大重要因素外，还有痰凝和湿聚，表现为气机阻滞，痰湿凝聚，血凝瘀滞，故而对某些肿瘤或肿瘤发展的某些阶段，治疗当以化痰祛湿为主，处方用药，审因论治，凡有痰湿凝聚征象者皆可用之。痰湿即为病理产物，又为继发性致病因素，痰凝湿聚成核成块，如许多无名肿块、不痛不痒，久经不消，逐渐增大增多，多系痰核所致，治宜化痰散结，化痰祛湿法为肿瘤的常用治法之一，根据证之夹杂轻重，又常与理气、清热、软坚、通络、健脾、利水等法相合而用。

常用的化痰祛湿药物有：瓜蒌、皂角刺、半夏、山慈菇、贝母、海浮石、杏仁、苍术、厚朴、茯苓、藿香、佩兰、苡仁、猪苓、泽泻、车前子、金钱草、防己等。

实验研究表明，有些化痰祛湿药对肿瘤有直接抑制作用。化痰药瓜蒌、天花粉对 S180 及腹水癌有抑制作用，祛湿药生薏苡仁对艾氏腹水癌有明显抑制作用，猪苓多糖对提高化疗的抗肿瘤效果有明显作用，抑瘤率大大提高。

（5）以毒攻毒法：肿瘤乃痼恶之疾，邪毒结于体内为肿瘤的根本，毒陷邪深，非攻不克，故常用有毒之品，借其性峻力猛以攻邪，即肿瘤防治中常用的，"以毒攻毒法"。某些有毒性的药物，大多具有抗癌抑癌之功效，故在正气尚未衰竭而能耐攻的情况下，可借其毒性以抗癌。由于肿瘤患者正气多已受损，其治不耐一味猛烈攻伐，因此，以毒攻毒之应用，可适可而止，衰其大半而已矣，要根据患者的体质状况和耐攻承受能力，把握用量、用法及用药时间，方能收到预期的效果。同时，以毒攻毒较少单独全程用治于肿瘤，多在扶正培本的基础上佐以以毒攻毒，或在肿瘤发展的某一阶段慎而用之，在许多有效抗癌方中常不乏以毒攻毒之品。

常用的以毒攻毒药物有：斑蝥、蜂房、全蝎、水蛭、蜣螂、蜈蚣、蟾蜍、土鳖虫、守宫、常山、生半夏、生南星、大戟、马钱子、巴豆、生附子、乌头、芫花、蓖麻、雄黄、砒石、轻粉等。

以毒攻毒药物的特点是有效剂量和中毒剂量很接近，故临床应用以毒攻毒药物防治肿瘤时需慎重地掌握有效剂量，并适可而止，并可继之使用无毒或小毒的药物以扶正祛邪。在辨证的基础上，以毒攻毒药物辨病治疗，临床多有效验，关键在于要掌握"度"。在其具体运用时，要时时顾护患者的正气，并以此为依据而决定以毒攻毒药的用量及使用时间长短，必要时可先扶正培本后攻毒，或在扶正培本的基础上加用以毒攻毒药。

第三节 常用疗法

中医治疗疾病的方法和手段多种多样，诸如药物内服、外用，手术、针灸等，所谓治疗方法，对疾病进行治疗的具体措施。临床上，治疗手段的选择运用，必须以一定的治则和治法为指导。如某病辨证为阳虚，选用温阳方药内服治疗，必定要遵循扶正的治则和温阳的治法理论。因不同的治疗手段是通过不同的途径而发挥疗效的，所以，在遵循一定的治则、治法的前提下，可采用多种手段进行施治。如阳虚证，除了用温阳方药内服外，还可采用药物注射法、膏贴法、艾灸法、食物疗法、气功等进行治疗，皆可取效。

丰富多彩的中医治疗手段，是在人类生产生活和长期的医疗实践中不断创造、逐步总结而成的，人类与疾病作斗争的手段亦日渐增多。

一、药物疗法

药物疗法是临床最常用的一类治疗手段，它是以药物为主进行施治的方法。其内容包括：口服、注射、鼻饲、吸入、噙化、坐导、吹滴、浸浴、敷贴、撒扑、熏熨等。

药物治病，是以人体正气为内在依据，应用药物的性味，功效，驱除邪气，调整脏腑功能，从而达到治愈疾病的目的。内服的药物，主要通过胃和脾的消化、吸收、输布，在经脉和其他脏腑的协同下，使局部病变逐渐恢复其正常的形态和功。药物外治，药物的有效部分主要通过皮肤和官窍的渗透，进入孙络、大络脉，然后由经脉输布到病变部位，从而起到治疗的作用。可见，外用药物直接进入经络脏腑，因而比内服药物具有更多的优点。无论是药物内治还是药物外治，多是以辨证论治为原则，其愈病的原理是一致的。

1. 口服法 口服法是最常用的一种给药方法。它是将药物通过口服入胃，经消化、吸收，输布从而达到治疗目的的一种方法。

适用范围：药物口服法适用于内、外、妇、儿、五官各科急慢性病证的治疗。口服的药物必赋予一定的剂型，以满足临床治疗的需要。

（1）汤剂：以诸药煎汤滤去渣滓取药汁服用的汤剂。

（2）丸剂：丸药是用各种药物研细为末，用蜜，水或糊等制成药丸。一般多适宜于慢性病。但亦有适宜于热性重病者，如安宫牛黄丸、苏合香九等，取其简便宜服，于急救中可以及时吞服。

（3）膏剂：内服膏剂系用药物煎取浓汁加冰糖、蜂蜜等收膏而成。适宜于慢性病及衰弱性疾病。

（4）丹剂：无有定型，内服者如至宝丹为丸剂，紫雪丹为细剂，辟瘟丹为锭剂，适宜于急救病证。

（5）散剂：将药物研为粉末，用白汤、茶末汤或酒调服，或压为粗末用水煎服，因汤剂，丸剂治疗而效果不显著的病证及儿科患者。

（6）酒剂：将药浸入酒内，或隔汤煎煮，然后去渣饮酒，又叫药酒。适宜于痹痛一类疾患，有祛风散寒除湿活血之功。

（7）药露：是用药物蒸馏制成的液体，气味多淡，便于口服，但药力微薄，一般用作饮料，作为一种辅助治疗，适宜于病在上焦者及在气分的一类疾患，如银花露等。

总之，药物内服是中医治疗疾病的重要手段，适应范围相当广泛，基本是无所不包，具体如何选用，则因病情而定。

2．注射法　药物注射法是将无菌液质中药注入体内，使之迅速引起全身作用从而达到治疗目的一种方法。随着临床研究的不断深入，原来的给药途径不能满足所有疾病治疗上的需要，因而就产生了中药注射法。中药注射法除了有如西医肌内注射及静脉注射外，尚有穴位注射、中药介入法。

适用范围：患者不能口服，如昏迷患者不能服药，口腔手术后的患者或婴幼儿不便服药，或者药物口服后不能达到理想治疗作用等，皆可考虑用注射药液的办法进行治疗。

3．鼻饲法　把胃管从鼻孔插入胃中，由管内引入药液或流质饮食的方法即称鼻饲法。

适用范围：凡无法经由口腔纳入药物和饮食的患者（如昏迷患者等），皆适用之。

4．吸入法　吸入法，就是通过口鼻吸入药气药烟以达到治疗目的的一种方法。适应范围：药物吸入法适用于昏迷、呕吐、肺系及咽喉部疾患。因采用的药不同而有药气吸入、药物蒸汽吸入、药烟吸入和气雾吸入 4 种。

5．噙化法　把药物噙含于口中，用唾液浸润逐渐融化而慢慢咽服以达治疗目的的一种方法，称为噙化法。

适用范围：上焦口腔、咽喉、食管及贲门部位的疾病，常用此方法以利黏膜吸收及作用于局部使其病患部位的药物浓度加强，从而提高疗效，

6．坐导法　坐导法是坐法与导法之合称。

（1）坐法：是将药物研细炒热用布包之，让患者坐其上，使臀部与药物接触或把药粉用棉花包裹或锭剂纳入阴道达到治疗目的的方法。

（2）导法：将药物塞入肛门内或把药液灌入直肠中，以治疗疾病和通便的方法，故导法亦称塞导法。

适用范围：坐法一般适用于下焦及前后阴的疾患，亦可用于一些全身性疾病，导法一般用于便秘不通等证。

7．吹滴法　吹滴法是吹法滴法之和称。吹法是将药粉通过竹管等器具，吹至患处以达到治疗目的的一种方法；滴法是将药液滴于患处以达到治疗目的的一种方法。

适用范围：吹法主要用于耳鼻咽喉科疾病；滴法主要用于眼，鼻、耳部疾患，亦用于一些儿科病证。

8．浸浴法　浸浴法，是用药汤浸泡局部或洗浴全身，从而达到治疗目的的一种方法。

适用范围：浸浴法适用范围较广，全身性疾病如外感发热、中风、麻疹、水肿、痢疾等，局部病变如疮痈初起，手足癣，鹅掌风，烫伤，筋脉损伤等。

9．敷贴法　敷贴法是将药物制成糊状或液质或饼状，敷贴于患处或一定部位以达到治疗目的一种方法。

适用范围：本法常用与外科疮痈疽，跌打损伤，外感温热病和一些内妇儿科病证。

10．撒扑法　将药物研成细末撒于患处，起到拔毒、生肌、举脱、止血、敛汗等作用的方法，称为撒扑法。

适用范围：外科疮疡，外感及内伤多汗，脱肛，皮肤湿疹，痔疮出血等。

11．熏熨法　熏和熨是两种方法，都是借助与药物的温热效应达到治疗目的的方法。熨法是借助热力物理作用，有时加酒、醋等挥发性液体，并常配以芳香药物起窜透作用，或用药物炒热布包熨于患处，或用棉絮纱布等物投入药物或药酒中煮过取出，绞去过多液汁趁热熨于皮肤表面，且来回移动达到治病目的的方法。熏蒸法是利用"烟"或"蒸汽"来熏蒸人体肌表的一种外治法。

适用范围：外感风寒，痹痛，寒性腹痛，以及晕厥等证。

二、针灸疗法

针灸疗法是一种古老的外治法，其主要内容为针刺与艾灸两法，由于它在临床上操作简便，奏效迅速，尤其适用范围相当广泛，古人往往将它与内治类的药物疗法等量齐观，认为"以汤药功其内，针灸功其外，则病无所逃矣"，由此可见，针灸与汤药在治疗上有相互为用的密切关系。唐代孙思邈说过："若针而不灸，灸而不针，皆非良医也。"故针灸并称，临床上亦常配合使用。

现代抗肿瘤治疗中，针灸作为一种新兴的疗法，其作用已越来越为人们所认识。近年来，运用针灸疗法，无论是在提高机体免疫功能，抑瘤，消瘤方面是在改善临床症状，减轻放、化疗不良反应方面，抑或是在根治肿瘤方面，都取得了令人瞩目的进展。加之针灸疗法立足于整体功能的调节，不产生任何毒副作用的治疗优势，也使其在多科疗法攻克肿瘤中占有一席之地，特别是对于一些不适合手术，放、化疗的晚期肿瘤患者，针灸疗法更能体现出其独到的优势。

1．针刺法　根据针刺治疗的理论原则，选用适当形质的针具，刺入经络俞穴，使患者产生酸、麻、胀等感觉，从而达到解除病痛的目的，这就是针刺法。

刺法作用原理是一个有待研究解决的问题，因为针刺治病是以中医统一整体观指导下的脏腑经络学说为基础，针刺达治疗肿瘤，有疏通经络，宣散气血，散瘀解凝的作用，现代研究认为，针刺法能够加强血液循环，促进新陈代谢，从而能够促进肿瘤的萎缩和吸收。另一方面，针刺法利用经络俞穴对整体各个系统的调节作用，通过提高机体的抗病能力，包括抗肿瘤能力，提高肿瘤患者低下的免疫水平，从而能够抑制肿瘤的生长、发展和转移。而经络的实质研究现正处在攻关阶段，然据目前研究概况，大体可有以下几种认识：①针刺施术与经穴，有类似激活剂作用，激发不同穴位的特异作用，活跃气血运行，使经穴从静态转化为动态，促其感传，使气至病所，从而达到机体内部气血平衡。②针刺镇痛作用原理，为闸门制控作用，或为促进内源性吗啡样物质的释放。③从信息论的观点认为，针刺是施于人体的物理性刺激，这种刺激可以被视为信息的输入，输入端则是经络系统，经络是疾病信息的输出部位，在治疗学中又成了最佳的输入部位，其作用在于以激发各子系统间的负反馈调节为中心环节，恢复和增强人体生命信息的协调控制，从而达到抗病祛邪的目的。

中医传统理论认为，针刺作用与一定的俞穴部位，通过一定的手法，疏通经络，内而协调脏腑组织器官间的功能，使其恢复正常生理状态；外而促使机体对自然环境的适应能力，防止致病因素的侵袭，以祛病防病，维持人体的健康水平。

（1）毫针：古代毫针仿毫毛的纤细之形而制成，针尖如蚊虻之喙，长1寸6分，现代的毫针是根据这种形式而创制，体长 5 分、2 寸 5 分、3 寸 5 分等数种，不同质料的金属制成，粗细分 26 号、28 号、30 号 3 种，针体圆滑，尖如松针。

适用范围：毫针是临床适用范围最广的一种针具，无论内外妇儿诸科，外感内伤杂证、各期肿瘤等皆可用。

（2）三棱针：古代称为锋针，长 1 寸 6 分，针身圆柱形而针锋锐利，三面有口，现在所用之三棱针为顶端呈三角形的尖锐针。

适用范围：急性病如上感，上吐下泻，脑出血证，四肢逆冷，重者不省人事，外伤，疔疮，风寒所致痛等。

（3）梅花针：梅花针又称皮肤针，是用五枚小针嵌于柄端呈梅花状故得名，亦有用六七枚小针嵌于柄端，柄端状如莲蓬，因之称莲蓬针或七星针。

适用范围：多用于小儿和妇女以及肌肉麻木等症。尤以治疗皮肤病、高血压、神经衰弱、小儿麻痹为优。

（4）皮内针：皮内针是针体较短的纤细针，一般采取长 1.3cm 的 31 号和 32 号两种，针柄只有米粒般大小，它是埋循经穴位上的皮下，借其长久刺激而达治疗目的一种针法，其法配合古代静以久留的原则，一般无不适感。

适用范围：对某些疼痛的症状，如肿瘤疼痛、项背痛、腹痛、腕痛、头痛、行痹等效果较好。其次对胃痛、月经不调、小便不利等症亦佳。

2. 灸法　采用陈久艾绒制成的艾炷或艾条，或用其他易燃体与能够产生热力的方法，在体表的俞穴或患部点燃熏照，促使产生温热或灼痛的感觉，发挥温气血通活络等作用，从而达到防治疾病的目的，这种方法叫灸法。

一般以灸法的作用原理，是利用灸火的物理热效应，施于机体的俞穴部位，促进血液循环，止痛消肿，散寒祛邪，痛痹止痛，提高免疫机制，增加抗病能力，以达到抗菌、灭毒、消炎止痛、协调组织器官间功能的作用。按照传统的施灸四原则，即：阳气虚衰，经脉陷下者；寒气大盛；阴阳两虚，寒滞络脉，气血停着，阳虚血运无力而瘀阻者，可用灸法。故知其机制为温阳益气，散寒温经，活血化瘀，助阳化痰饮，回阳故脱。当然灸法作用不仅是物理的温热效应，同时尚有艾绒等药物借火势而从经穴处透射入于皮肤经络，以发挥药物之温通开窍，透肌散结效用。

灸法的种类很多，归纳起来不外直接灸及间接灸两大类，除了"天灸"与"桑木灸"等不用灸法，大多数灸法都是以艾绒为主要原料，古代多用艾炷。直接置于肌肤之上燃烧，使温热力直透肌肤，疗效甚佳，然易生灸疮，不免泡形累累，痛苦较甚，即近代所称"瘢痕灸法"。但通过长期临床实践观察，一般患者不用灸出疮痕亦可奏效，因而创造了隔姜灸、隔盐灸、隔蒜灸、隔饼灸等，还创造了一种将药末掺和艾绒的灸法，如太乙神针灸、雷火神针灸等各种间接灸法，现介绍常用的艾炷灸、艾卷灸、灯火灸及蜡条灸 4 种灸法。

（1）艾炷灸：用做成的艾炷（大小随症候不同决定之），置于相应的穴位皮肤上燃烧，待其将熄时更加艾炷，每烧艾炷一枚，名为一壮，因灸后会起泡化脓，故亦称瘢痕灸。

直接灸法：适用于某些慢性病，如腹泻、哮喘等。

间接灸：用于肺痨、瘰疬、腹中结块、腹痛腹泻虚脱急救等。

（2）艾条灸：医者手持艾条点燃其一端，使其火头接近患者的皮肤，给患者一种温热刺激而不灼伤皮肤。

适用范围：风寒湿痹、肿瘤疼痛，神经麻痹、昏厥以及外感内伤杂病等。

（3）灯火灸：灯火灸又名爆灯火灸、灯火蘸法，俗谓"打灯火"，是用灯心草蘸、植物油（麻油、菜油、茶油）点燃，在穴位上或皮肤异常点上直接烧爆，以达到治疗目的的一种方法。

适用范围：感冒，偏正头痛（含三叉神经痛）、痄腮（流行性腮腺炎）的早期，睑腺炎，新生儿破伤风，小儿癫痫等。

（4）蜡灸：蜡灸古称黄蜡灸，最早见于晋代葛洪《肘后备急方》卷七治猎犬（狂犬）咬伤曰："火灸蜡以灌疮中"，后清代《神医灸经论》卷四、《疡医大全》《外科大成》《医宗金鉴》《串雅外编》等书中皆有记载，其法是黄蜡药效和热敷效应共合作用。

适用范围：痈疽发背，恶疮顽疮，肿瘤、久溃不敛，四周顽硬者及无名肿毒、风湿痹等症。

3. 推拿疗法　推拿又称按摩，古代称按跷，跷摩，是运用不同手法进行治疗的一种方法。秦医、扁鹊已用按摩治疗太子尸厥症，距今已有两千余年的历史了。我国最早的按摩专著，是《黄帝按摩经》，可惜此书已失。而《黄帝内经》中记述有关按摩内容多处。如《黄帝内经素问·异法方异论篇》亦说："中央者，其地平以湿……故其病多萎厥寒热，其治宜导引按跷"。唐·王冰注："按谓抑按皮肤，跷谓捷举手足。"自明代以后，推拿在肿瘤治疗方面有突出发展。

推拿是通过各种被动性手法，引起局部和全身反应，从而调整机体功能，消除病理因素，以达治病目的。推拿具有调节阴阳，疏通经络，开达解郁，活血散瘀，强壮筋骨等作用。现代实验方法证明，强而快的手法可使肌肉兴奋性减低，和缓慢的手法可使大脑皮质抑制。用穴位推拿可使胃部运动强者减弱，弱者增强；在背部两侧太阳膀胱经推拿 10 分钟，经血化验可发现白细胞增加，血清补体效价上升。因此，推拿可以通过神经体液的调节，反射性地提高机体某些防御机制来抗病祛邪，推拿可促进细胞内蛋白质分解，产生组胺和类组胺物质使毛细血管扩张、开放，局部血流增加，循环加快。推拿手法尚可清除脱落上皮，改善皮肤营养，有利于汗腺和皮肤腺的分泌，消除肌肉的疲劳，提高肌力，促进淋巴循环和水肿的吸收。然而，推拿原理的研究尚处在初级阶段，尚做进一步努力。

推拿有多种方法，现就常用的方法介绍于下。

（1）推法：用手向外、向上或向前的肌肉，它有 3 种方式。

平推：用一手或紧贴皮肤向前推，适用于胸腹腰部四肢。

刨推：用掌根向下或向前一进一退地推，适用于胸部和腿部。

侧推：用大拇指或其他四指向侧面推，适用于头、颈部。

（2）拿法：用一手或两手拿定患处的肌肉向左右辗转的叫"辗转拿"，向中紧缩的叫"紧缩拿"。此法适用肌肉比较发达的部位。

（3）拍法：用二、三、四指并起平面地拍，它有单手拍和双手拍两种方式。运用于肩、背、胸、腹和手臂弯、腿弯处。

（4）打法用两手掌或拳击患处有两种方式。

掌打：包括侧掌打、虚掌打、合掌打、反掌打4种方法，患处轻打，适用于躯干和四肢。

侧掌打：用手掌小指侧交替地打。

虚掌打：用两手手指并拢，略为凹屈，成虚掌状而拍打。

和掌打：用双手手指作锯齿状的联合，挤打。

反掌打：用两手手指略弯曲，掌心向上或向里打。

拳打：用两拳心相对交叉地打，适用于背部。

（5）点法：用一指或二指向患部或经穴处点按，或在患部周围点按，适用于周身各部，其作用为以指代针。

（6）弹法：用二、三指合并屈向大指的内侧，向患处用力地弹，适用于各关节部位。

（7）压法：用手压患处，有两种方式。

指压：用中指或其他的指尖压之，适用于头面各部位。

掌压：包括单掌压和双掌压两种方式，适用于躯干各部位。

（8）合法就是用两手向里合拢的方法，有左、右合和上、下合两种方式，适用于上、下腹部。

（9）按法：医者用手指、手掌、拳尖、肘尖在穴位或痛点按压一定时间叫按法。它是用单掌或双掌或叠掌在较大面积上用较大力量往下按压，具体施术时其着力点大小及用力重轻，要依据患者体质、部位、病情而定，如胸腹部及老年、小儿患者的任何部位都宜轻按，在成人背、腰、臀等肌肉丰厚处用力宜重，使患者有酸、胀感觉，而不觉疼痛。切忌猛然用力，以防损伤。

（10）摩法：用拇指、食指、中指、无名指指腹，手掌、鱼际、掌面等在患者胸腹等部穴位或痛点上做轻缓的盘旋摩动。双手同时进行时，着力要匀，旋动要协调。施术要轻柔，有节奏，使患者有舒适轻快的感觉，患部有微热感，此法适用肿胀、硬结、寒滞、挛急部位。

推拿法临床运用十分广泛，可适用于内、外、妇、儿肿瘤各科中的许多疾病。如外感恶寒发热，头痛头晕，中风昏厥，肢体不遂，风寒湿痹，瘫痪，食积，腹痛，腹泻，失眠，跌仆损伤，各种牙痛，疝痛，痈肿疮疖，小儿急慢惊风，疳积，月经病等。

三、饮食疗法

古有"药食同源"之说。昔人谓安身着本必资于食，救疾之速必凭于药，认为可供饮食的动植物及其加工制品虽然种类繁多，但其五色、五味以及寒热补泻之性，亦皆禀于阴阳五行，从这种意义上讲饮食与药物应用的道理并无二致，所以医家在饮食治病方面积累了许多经验，如《周礼》载有："以五味、五谷、五药养其病，以五色、五气、五声明其死生"。《诗经》中记载的一些物品，既可作药又可食用。《黄帝内经》中提出："凡欲诊病，必问饮食居处"，要求："治病必求其本"，"药以祛之，食以随之"的治疗原则，强调"人以五谷为本"。指出"天食人以五气，地食人以五味"，"五味入口，藏于胃肠"。这里的五味实指各种食物。还将多种食物分列于五味之下，以治五脏之疾，在具体施治中明确指出，药物重在祛邪而易伤正，必须以食物养正，如《黄帝内经素问·脏气法时论》说："毒药攻邪，五谷为养，五果为助，五畜为益，五菜为充，气味而和而服之，以补精益气。"唐代孙思邈在《备急千金要方》中说："不知食宜者，不足以存生也，不明药忌者，不能以除病也，是故食能排邪而安脏腑，悦神爽志，以资血气。若能用食平疴，释情遣疾者可谓良工"。在《备急千金要方·食治》进一步指出："为医者，当晓病源，为其所犯，食疗不俞，然后命药"。

食物治疗方法中更有独特的药膳，它是把食物、调料经过烹饪加工，既具药效又具食品美味，能治病强身抗衰老，它取药物之性，用药物之味，二者相辅相成，相得益彰。

食疗的原理，首先是食物富含多种人体必需的营养素，如脂肪、蛋白质、糖、维生素及微量元素等。有些食物具有一定的药理作用。如大蒜之杀菌、生姜之发散等，它们同药物一样具备性味归经，可用来防病治病。多食蔬菜、水果则有防癌作用，其原因可能是由于蔬菜、水果中含有的维生素A、维生素C和维生素E以及吲哚等物质有益抗癌，大豆中还含有可以阻遏血管形成，从而防止肿瘤生长和扩散的物质。萝卜中含有一种抗肿瘤的活性物质，能刺激细胞产生干扰素，其名为干扰素诱生剂，它对食管癌、胃癌，鼻咽癌、子宫颈癌等的细胞生长均有明显抑制作用。中医传统认识食物疗法的作用原理与药物的作用原理并无明显区别，因为食物之气味、寒热、补泻之性，同药物一样。通过烹饪的食物注意气味形质的调配，可以引起人们的食欲感，有健脾和胃之功，扶正气抗肿瘤，从而使正复邪退。

四、心理疗法

心理疗法是一门既古老又新兴的科学，因为作为"心理学"这个概念以往从未提出过，作为中医心理疗法的内容，在中医医籍中随处可见。《内经》奠定了心理疗法的理论基础，《灵枢·师传篇》说："人之情，莫不恶死而乐生，告之以其败，语之以其善，导之以其所便，开之其所苦，虽有无道之人，恶有不听者呼！"这就更明确了心理疗法在治疗过程中的作用。以后历代医家对心理疗法皆有发展，金元时代的张子和，他用心理疗法，不仅在中医学心理疗法史上占有重要位置，而且在世界医学史上亦属罕见。就其所取得的成就堪称心理疗法大师，《儒门事亲》指出："悲可以治怒，以怆恻苦楚之言感之；喜可以治悲，以谑浪亵狎之言娱之；恐可以治喜，以恐惧死亡之言怖之；怒可以治思，以污辱欺罔之言触之；患可以治恐，以虑彼志此之言夺之，凡此五者，必诡诈谲怪，无所不至，然后可以动人耳目，易人听视"。如朱丹溪对心理疗法也颇造诣，丹溪说："五志之火因七情而起，积而成疾，故癫狂妄证，宜以人事制之，非药石所能疗也，须察其由以平之"。明代张介宾在《类经》中，根据五行相生相克的原理做了系统的论证。李中梓"不失人情论"文中所及的3种人情：医之情，病之情，旁之情，是医者临证所必知，并应当能驾驭，善应变，方可立于不败之地，这足说明心理因素在疗病祛疾方面的重要意义。

心理疗法的作用机制是微妙的，因为产生心理精神实质尚不能十分明确。现代心理学认为情绪体验在人的行为或活动的调节方面起着巨大的调节作用，因此能准确地掌握患者患病时的心理活动，施以恰当的心理暗示、引导等方法，使之产生较强的调节作用，恢复机体功能平衡，从而达到治疗疾病的目的。中医学认为，在统一整体观指导下，"形神合一"，"神为主导"，"神藏五脏"，"七情制约"等观点成为心理疗法的理论基础。《内经》认为，神盛则性壮，神衰则性衰，"神藏于心"，"心为五脏六腑之大主，主明则下安，主不明则十二官危"。神者分为魂、神、魄、意、志，为五脏所主，所以，"神摇则动脏，脏动则病矣"。反之，脏病则神动，神摇则无所主强，是故调神则可以安五脏而扶正气抗肿瘤，祛病延年。

魂神魄意志的外在表露是喜怒忧思悲恐惊七中情志。七情是产生于脏腑见于表情动作，语言行为，并受外界的刺激所引动，按五行生克的规律相互制约。因此，心理疗法的机制之一是七情制约，如《黄帝内经素问·阴阳应象大论》说："怒伤肝，悲胜怒"，"喜伤心，恐胜喜"，"思伤脾，怒胜思"，"忧伤肺，喜胜忧"，"恐伤肾，思胜恐"。这就是利用精神情志互制调节作用，达到扶正祛邪疗疾的目的。《黄帝内经素问·汤液醪醴论》说："精神不进，志意不治，故病不可愈"。按全元起注云："精神进，志意定，故病可愈"。又按《太素》云："精神越，志意散，故病不可愈"。调理精神，心理疗法，治疗癌症是非常重要的。

参考文献

[1] 王坤, 宋茂清. 实用肿瘤康复学[M]. 北京: 科学技术文献出版社, 2016.

[2] 林天东. 实用肿瘤病临床手册[M]. 北京: 中国中医药出版社, 2016.

[3] 曹军. 常见恶性肿瘤并发症的介入治疗[M]. 上海: 上海交通大学出版社, 2016.

[4] 黄小玲. 肿瘤学[M]. 北京: 中医古籍出版社, 2016.

[5] 吴凯南. 实用乳腺肿瘤学[M]. 北京: 科学出版社, 2016.

[6] 董耀. 肝胆胰肿瘤[M]. 北京: 科学技术文献出版社, 2016.

[7] 徐炎华, 刘海英, 关旭鸥. 肿瘤疾病的诊断与治疗[M]. 北京: 科学技术文献出版社, 2016.

[8] 郭韬. 颅脑肿瘤诊治重点[M]. 北京: 科学技术文献出版社, 2016.

[9] 马望, 张明智. 临床肿瘤学[M]. 北京: 人民卫生出版社, 2016.

[10] 郭海涛. 现代肿瘤诊断与治疗[M]. 北京: 科学技术文献出版社, 2016.

[11] 林桐榆, 于世英, 焦顺昌. 恶性肿瘤靶向治疗[M]. 北京: 人民卫生出版社, 2016.

[12] 姚俊. 胸部肿瘤学[M]. 北京: 科学技术文献出版社, 2016.

[13] 朱玉欣. 现代肿瘤护理技术[M]. 北京: 科学技术文献出版社, 2016.

[14] 冉京萍. 肿瘤实验室诊断[M]. 北京: 科学技术文献出版社, 2016.

[15] 何侠. 肿瘤放射治疗学[M]. 北京: 人民卫生出版社, 2016.

[16] 高琳. 肿瘤诊疗与护理[M]. 北京: 中医古籍出版社, 2016.

[17] 薛宏伟. 临床实用肿瘤学[M]. 北京: 科学技术文献出版社, 2016.

[18] 周际昌. 实用肿瘤内科治疗[M]. 北京: 北京科学技术出版社, 2016.

[19] 张先如. 新编现代肿瘤基础与临床[M]. 北京: 科学技术文献出版社, 2016.

[20] 杨涛. 肿瘤综合治疗与重症处理[M]. 北京: 科学技术文献出版社, 2016.

[21] 张东晨. 实用皮肤肿瘤诊疗学[M]. 北京: 科学技术文献出版社, 2016.

[22] 李瑞霞, 仲飞, 马东初. 新编常见肿瘤诊断与治疗[M]. 北京: 中国科学技术出版社, 2016.

[23] 高娜. 实用临床妇科肿瘤学[M]. 北京: 中国人民公安大学出版社, 2016.

[24] 易剑锋. 肿瘤研究与防治新技术[M]. 北京: 科学技术文献出版社, 2016.

[25] 张霞. 肿瘤疾病与临床营养支持[M]. 北京: 科学技术文献出版社, 2016.

[26] 刘耀升, 刘蜀彬. 肿瘤骨转移与脊柱转移瘤[M]. 北京: 人民军医出版社, 2016.

[27] 金珊. 腹部肿瘤常见病的诊断与治疗[M]. 北京: 科学技术文献出版社, 2016.

[28] 李春辉. 临床消化系统肿瘤病理诊断[M]. 北京: 科学技术文献出版社, 2016.

[29] 韩正祥. 现代肿瘤诊断治疗技术与临床应用[M]. 北京: 科学技术文献出版社, 2016.

[30] 张朝华. 实用泌尿系肿瘤诊治重点[M]. 北京: 科学技术文献出版社, 2016.

[31] 王俊杰, 张福君. 肿瘤放射性粒子治疗规范[M]. 北京: 人民卫生出版社, 2016.

[32] 罗晓青. 肿瘤病理诊断与非手术治疗[M]. 北京: 科学技术文献出版社, 2016.

[33] 扈玉华. 实用神经肿瘤诊治重点与难点[M]. 北京: 科学技术文献出版社, 2016.

[34] 崔彦莉. 妇科恶性肿瘤非手术治疗[M]. 北京: 科学技术文献出版社, 2016.

[35] 胡艳萍. 恶性肿瘤药物治疗毒副反应及处理[M]. 北京: 人民卫生出版社, 2016.